EDIÇÃO INTERNACIONAL v2

O MANUAL DE CRISES EM ANESTESIA

David C. Borshoff

Revisão da Tradução
Matheus Fachini Vane
Médico Assistente do Transplante Hepático no HC-FMUSP. Professor da Faculdade de Ciências Médicas de São José dos Campos – HUMANITAS.

Endossado por:

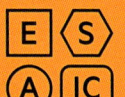

European Society of Anaesthesiology and Intensive Care

Produzido por:

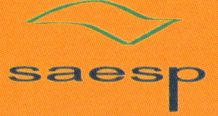

Sociedade de Anestesiologia do Estado de São Paulo

Editado por:

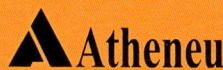

Produzido pela Sociedade de Anestesiologia do Estado de São Paulo (SAESP)
em colaboração com a Leeuwin Press

© 2021 Sociedade de Anestesiologia do Estado de São Paulo - SAESP
Tradução autorizada do idioma inglês da edição publicada por Leeuwin Press.

Copyright © D.C. Borshoff 2011
Esta publicação está protegida por direitos autorais. Sujeita à exceção estatutária e às disposições dos acordos de licenciamento coletivo relevantes, nenhuma reprodução de qualquer parte pode ocorrer sem a permissão por escrito da Leeuwin Press.

Primeira publicação em 2011
Edição revisada publicada em 2013
Edição 2.0 2017

Dados de catalogação na publicação Library of Congress
The Anaesthetic Crisis Manual / por David C. Borshoff
Anestésicos--Manuais de bolso, manuais etc.
Cirurgia--Complicações--Manuais de bolso, manuais etc.
Emergências médicas--Manuais de bolso, manuais etc.
615.781
ISBN 978-0-6482702-0-1 Brochura

Todos os esforços foram realizados na preparação deste livro, para fornecer informações precisas e atualizadas que estejam de acordo com os padrões e práticas aceitos no momento da publicação. Os autores, editores e publicadores não podem garantir que as informações aqui contidas estejam totalmente isentas de erros, até porque os padrões clínicos estão em constante mudança por meio de pesquisas e regulamentos. Os autores e editores, portanto, se isentam de qualquer responsabilidade por danos diretos ou indiretos resultantes do uso do material contido neste livro. Os leitores são fortemente aconselhados a prestar muita atenção às informações fornecidas pelo fabricante sobre quaisquer medicamentos ou equipamentos que planejem usar.

CIP-BRASIL. CATALOGAÇÃO NA PUBLICAÇÃO
SINDICATO NACIONAL DOS EDITORES DE LIVROS, RJ

B746m

Borshoff, David C.
　　O manual de crises em anestesia / David C. Borshoff ; revisão da tradução Matheus Fachini Vane. - 1. ed. - Rio de Janeiro : Atheneu, 2022.
　　78 p. ; 24 cm.

Tradução de: The anaesthetic crisis manual
　　"Edição internacional v. 2"
　　ISBN 978-65-5586-360-4

1. Anestesia. 2. Anestesiologia. I. Vane, Matheus Fachini. II. Título.

21-73659　　　　CDD: 617.96
　　　　　　　　CDU: 616-089.5

Meri Gleice Rodrigues de Souza - Bibliotecária - CRB-7/6439

06/10/2021　　　　07/10/2021

Sociedade de Anestesiologia do Estado de São Paulo (SAESP)
DIRETORIA BIÊNIO ABRIL 2020 – ABRIL 2022

Rita de Cássia Rodrigues
Presidente

Maria José Carvalho Carmona
Vice-Presidente

Guilherme Antonio Moreira de Barros
Primeiro-Secretário

Rafael Priante Kayano
Segundo-Secretário

Luiz Fernando dos Reis Falcão
Diretor Científico

Chiara Scaglioni Tessmer Gatto
Vice-Diretora Científica

Guinther Giroldo Badessa
Diretor de Defesa Profissional

Paula Fialho Saraiva Salgado
Vice-Diretora de Defesa Profissional

Fábio de Vasconcelos Papa
Diretor de Relações Internacionais

Márcio Matsumoto
Vice-Diretor de Relações Internacionais

Victório dos Santos Junior
Diretor de Pesquisa Científica

Daniel Carlos Cagnolati
Vice-Diretor de Pesquisa Científico

Vanessa Henriques Carvalho
Diretora de Eventos

Marcelo Vaz Perez
Diretor de Comunicação

Felipe Souza Thyrso de Lara
Diretor Tesoureiro

Agradecimento

*Ao Dr. Matheus Fachini Vane pela
revisão da tradução deste Manual.*

Prefácio

Ao sermos procurados pelo autor do *Anesthetic Crisis Manual*, Dr. David C. Borshoff, para que empreendêssemos a edição em português deste Manual, de imediato fomos avaliar o seu valor em aprimorar a assistência aos pacientes em momentos inesperados e emergenciais.

Vimos ser uma obra cuidadosamente planejada para ser uma fonte adicional de auxílio à assistência ao paciente, sob nossa responsabilidade, frente a uma situação dos mais diversos riscos e que, de forma suscinta e clara, utiliza-se dos princípios da CRM (*Crew Resource Management* – Gerenciamento de Recursos de Tripulação).

A abordagem técnica precisa, com ênfase em fatores humanos de comunicação, liderança e trabalho em equipe, aliada a um *design* arrojado, como a capa laranja, as guias coloridas e as diretivas com marcadores formatados, para facilitar e encorajar a sua utilização (as quais baseiam-se no *design* da lista de verificação da aviação) foram relevantes em sobrelevar este Manual, endossado pela *European Society of Anesthesiology and Intensive Care* – ESAIC e distribuído ao final do Congresso Europeu de Anestesiologista em 2020.

Ressalta-se, entretanto, frente a extensão e diferenças regionais deste imenso Brasil, que a excelência da assistência e as dosagens e medicamentos sugeridos dependerão da disponibilidade da instituição. A decisão final a respeito de um determinado plano de tratamento cabe ao anestesiologista do paciente, o qual deve fazer os melhores julgamentos com base no seu conhecimento, nas informações clínicas, nos diagnósticos e nas opções de tratamento disponíveis.

A Sociedade de Anestesiologia do Estado de São Paulo – SAESP, com mais esta obra, orgulha-se em contribuir para o aprimoramento da prática da anestesia, cumprindo o seu propósito de fomentar a excelência, compartilhar conhecimento e atualização em anestesiologia.

Rita de Cássia Rodrigues
Presidente da SAESP – 2020-2022

Apresentação

O *Anesthetic Crisis Manual* (The ACM) foi desenvolvido para ser usado como um auxílio cognitivo. Não é um substituto para a experiência, perspicácia clínica ou visitas de simulador, mas pode fornecer orientação imediatamente acessível quando usado durante uma emergência perioperatória.

Em condições potencialmente estressantes e dependentes do tempo, mesmo os médicos mais experientes podem esquecer etapas importantes nas vias de tratamento. Inspirado no conceito do manual de referência rápida (QRH) da cabine de comando da aviação comercial, a disponibilização do ACM em todos os locais de anestesia fornece um suporte bem-vindo ao líder da equipe, reforça os princípios de Gerenciamento de Recursos de Tripulação (CRM) e pode, em última análise, melhorar o resultado do paciente.

Incorporar auxílio cognitivo à cultura de gestão de crise continua a ser um desafio, mas incorporar a localização dos manuais de emergência na lista de verificação de segurança cirúrgica, delegar um leitor no início de um evento de crise e ensinar a partir dos protocolos será muito útil.

O ACM provou ser um recurso valioso ao se confrontar o inesperado e, à medida que surgem mais evidências de suporte para melhores resultados, prevemos que o seu uso se torne rotina na gestão de crises anestésicas.

David C. Borshoff

CARDIOVASCULAR

Parada cardíaca chocável ▪ FV TV	01
Parada cardíaca não chocável ▪ Assistolia AESP	02
Suporte avançado de vida em pediatria	03
Isquemia miocárdica intraoperatória	04
Hemorragia intraoperatória grave	05
Anafilaxia	06
Reação hemolítica transfusional	07
Embolia gasosa venosa	08

RESPIRATÓRIO

Dificuldade de ventilação com máscara	09
Intubação difícil não prevista	10
Não ventilo, não intubo	11
Laringospasmo	12
Pressão elevada das vias aéreas	13
Broncospasmo grave	14
Broncoaspiração	15

OBSTÉTRICO

Bloqueio raquidiano total	16
Hemorragia pós-parto	17
Colapso materno	18
Suporte de vida para recém-nascidos ▪ Reanimação neonatal	19

DIVERSOS

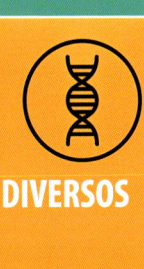

Toxicidade sistêmica por anestésico local	20
Hipercalemia	21
Hipertermia maligna	22
Lista de verificação de evento terminal ▪ Resultado da crise	23
O colega afetado	24

PREVENÇÃO DE CRISE	25

PARADA CARDÍACA CHOCÁVEL
FV TV

Mantenha a RCP durante todo o tempo. Procure manter qualquer pausa < 5 segundos.

1. Verifique o pulso e os monitores para confirmar o diagnóstico.

2. Inicie a RCP em 100-120 por minuto e mude para O_2 a 100%.

3. Peça ajuda, comunique-se e delegue.

4. Interrompa o agente anestésico e proteja as vias aéreas enquanto aplica as pás do desfibrilador.

5. Dê um choque e retome a RCP sem fazer pausa para verificação de ritmo.

6. Reveja os 4Hs e 4Ts e considere o ecocardiograma transtorácico na próxima checagem de ritmo.

7. Dê um choque com 2 minutos, retome a RCP, administre **1 mg de adrenalina EV**.

8. Dê um choque com 4 minutos, retome a RCP, administre **300 mg de amiodarona EV**.

9. Dê um choque em cada ciclo de RCP e administre epinefrina a cada 2 ciclos.

10. Após o 5º ciclo, administre mais 150 mg de amiodarona.

11. Acione o laboratório de cateterismo cardíaco ou a equipe de ECMO, conforme apropriado.

Princípios gerais: organize a equipe de modo que as verificações do pulso, do ritmo e da RCP sejam feitas ao final de cada ciclo de RCP de 2 minutos. Contar em voz alta ajuda a coordenar essas atividades.

Números de telefone de emergência na última página

PARADA CARDÍACA CHOCÁVEL
FV TV

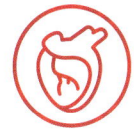

Causas reversíveis
- Hipóxia
- Hipovolemia
- Hipotermia
- Hipo/hipercalemia

4Hs 4Ts
- Tensão
- Tamponamento
- Trombose
- Toxinas

Use Ecocardiograma Transtorácico ou Ecocardiograma Transesofágico subxifoide para auxiliar no diagnóstico.

Delegar membros da equipe às compressões torácicas, busca do desfibrilador e material de reanimação, documentação e manejo das vias aéreas permite a liderança sem interrupção e ajuda na consciência situacional.

Sempre verifique o posicionamento das vias aéreas, corrija qualquer hipóxia e ventile a 10 incursões por minuto. Se estiver intubando, peça ao praticante mais experiente que a faça rapidamente *após* iniciar as compressões, de preferência durante a breve pausa para checagem do ritmo.

Interrompa o mínimo possível as compressões torácicas de alta qualidade, e permita o retorno total do tórax. Não se apoie no peito – isso afeta a pressão intratorácica negativa e o retorno venoso.

Use $EtCO_2$ para confirmar o posicionamento correto do dispositivo de vias aéreas, verifique a eficácia da RCP e monitore o débito cardíaco. Se houver um aumento súbito de $EtCO_2$, continue a RCP até o final do ciclo e faça uma breve verificação do ritmo na próxima troca.

Objetive $EtCO_2$ > 20 mmHg, pressão diastólica > 20 mmHg e pausas < 5-10 s.
Se a $EtCO_2$ cair abaixo de 10 mmHg, ajuste a técnica e troque a pessoa que faz a RCP a cada ciclo. Se estiver usando um desfibrilador manual, continue a RCP enquanto o aparelho carrega para minimizar a pausa "pré-choque" nas compressões. Use choques combinados sucessivos (até 3) apenas para FV TV testemunhada.

Carga do Desfibrilador Desfibrilador bifásico: 120-200 J no primeiro choque. Use o mesmo ou mais para choques subsequentes. Desfibrilador monofásico: 360 J em cada choque.

Todos os medicamentos devem ser administrados por via venosa periférica ou central. Se não for possível, a via interóssea umeral ou tibial pode ser usada.

Após o retorno à circulação espontânea (RCE), implemente a hipotermia terapêutica (HT) 32-36 °C. Evite febre, hiperglicemia, hipercarbia e hiperoxemia.

Medicamento	Dose EV
Magnésio	1-2 g por 3 minutos para *Torsade de Pointes* ou hipomagnesemia.
Cloreto de cálcio a 10%	10 ml para hipercalemia, hipocalcemia ou *overdose* de bloqueadores dos canais de cálcio. Repita a dose, se indicado.
Bicarbonato de sódio a 8,4%	1-2 ml/kg para hipercalemia e *overdose* de antidepressivos – ressuscitação prolongada.
Lidocaína	1 mg/kg se a amiodarona não estiver disponível.

Números de telefone de emergência na última página

PARADA CARDÍACA NÃO CHOCÁVEL

Assistolia   Atividade elétrica sem pulsação

> **Mantenha a RCP durante todo o tempo. Procure manter qualquer pausa < 5 segundos.**

1. Verifique o pulso, todos os monitores e confirme o ritmo do ECG.

2. Interrompa qualquer estímulo vagal e mude para O_2 a 100%.

3. Peça ajuda, comunique-se e delegue.

4. Inicie a RCP em 100-120/min e administre **1 mg de adrenalina EV**.

5. Interrompa o agente anestésico e considere a intubação na próxima verificação do ritmo.

6. Reveja os 4Hs e 4Ts e verifique o ritmo cardíaco na próxima troca.

7. Considere o ecocardiograma transtorácico durante a breve interrupção da RCP (< 5 s).

8. Administre 1 mg de adrenalina EV a cada 2º ciclo.

9. Se o ritmo mudar para FV TV, dê um choque e vá para a aba 01.

10. Na assistolia, utilize marca-passo apenas para bloqueio cardíaco de alto grau.

11. Acione o laboratório de cateterismo cardíaco ou a equipe de ECMO, conforme apropriado.

Princípios gerais: organize a equipe de modo que as verificações do pulso, do ritmo e da RCP sejam feitas ao final de cada ciclo de RCP de 2 minutos. Contar em voz alta ajuda a coordenar essas atividades.

Números de telefone de emergência na última página

PARADA CARDÍACA NÃO CHOCÁVEL

Assistolia   Atividade elétrica sem pulsação

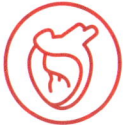

Causas reversíveis

4Hs 4Ts

Hipóxia
Hipovolemia
Hipotermia
Hipo/hipercalemia

Tensão
Tamponamento
Trombose
Toxinas

Use Ecocardiograma Transtorácico ou Ecocardiograma Transesofágico subxifoide para auxiliar no diagnóstico.

Esteja atento à hipovolemia, anafilaxia ou ao bloqueio raquidiano alto no ambiente cirúrgico. Mantenha um alto índice de suspeita em relação a hemorragias não reconhecidas, particularmente com cirurgia laparoscópica.

A verificação de todos os monitores (ECG, formato de onda da PA, SpO_2 e $EtCO_2$) pode rapidamente distinguir entre artefatos ou problemas com o transdutor de uma assistolia ou AESP.

Sempre verifique o posicionamento das vias aéreas, corrija qualquer hipóxia e ventile a 10 incursões por minuto. Se estiver intubando, peça ao praticante mais experiente que a faça rapidamente após iniciar as compressões, de preferência durante a breve pausa para checagem do ritmo.

Interrompa o mínimo possível as compressões torácicas de alta qualidade, e permita o retorno total do tórax. Não se apoie no peito – isso afeta a pressão intratorácica negativa e o retorno venoso.

Use $EtCO_2$ para confirmar o posicionamento correto do dispositivo de vias aéreas, verifique a eficácia da RCP e monitore o débito cardíaco. Se houver um aumento súbito de $EtCO_2$, continue a RCP até o final do ciclo e faça uma breve verificação do ritmo na próxima troca.

Objetive $EtCO_2$ > 20 mmHg, pressão diastólica > 20 mmHg e pausas < 5-10s.
Ajuste a técnica, se necessário, e troque a pessoa que faz a RCP a cada ciclo.

Corrija os eletrólitos. Consulte as dosagens na aba 01.

Tamponamento, pneumotórax hipertensivo e obstrução tromboembólica são difíceis de diagnosticar sem um conhecimento significativo do histórico clínico. As imagens de ultrassom fornecem informações que podem auxiliar no diagnóstico. Uma visão subxifoide obtida durante a breve verificação do ritmo é recomendada. Vise a normovolemia – na ausência de hipovolemia, a infusão excessiva de líquidos deve ser evitada.

Todos os medicamentos devem ser administrados por via venosa periférica ou central. Se não for possível, a via interóssea umeral ou tibial pode ser usada.

Números de telefone de emergência na última página

SUPORTE AVANÇADO DE VIDA EM PEDIATRIA

1. Verifique o pulso, a oxigenação e confirme o ritmo cardíaco.*

2. Interrompa qualquer estímulo vagal e mude para O_2 a 100%.

3. Peça ajuda, comunique-se e delegue.

4. Inicie a RCP em 100-120 incursões torácicas por minuto.

5. Se **FV TV sem pulso** – dê um choque (use 4 J/kg) e vá para a aba 01.

6. Se **Assistolia/AESP** – administre 10 mcg/kg de adrenalina EV.

7. Pare o agente anestésico e considere a intubação durante a verificação do ritmo.

8. Reveja os 4Hs4Ts. Verifique o ritmo/retorno na troca de RCP.

9. Considere o ecocardiograma transtorácico durante a breve interrupção da RCP (< 5 s).

10. Administre adrenalina a cada 2º ciclo e continue revisando os 4Hs4Ts.

11. Acione a ressuscitação cardiopulmonar extracorpórea quando apropriado, em hospitais com equipes treinadas e protocolos.

Números de telefone de emergência na última página

SUPORTE AVANÇADO DE VIDA EM PEDIATRIA

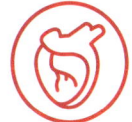

Causas reversíveis	4Hs 4Ts
Hipóxia	**T**ensão
Hipovolemia	**T**amponamento
Hipotermia	**T**rombose
Hipo/hipercalemia	**T**oxinas
Use Ecocardiograma Transtorácico subxifoide para auxiliar no diagnóstico.	

Hipóxia, estimulação vagal e hipovolemia são as causas reversíveis mais frequentes em crianças. Excluindo a anestesia cardíaca, a maioria das paradas são assistolia ou AESP

*A parada cardíaca em crianças geralmente não é de causa cardíaca primária. Mais frequentemente, é uma parada por asfixia por insuficiência respiratória progressiva ou choque. Sempre verifique o posicionamento das vias aéreas, corrija imediatamente qualquer hipóxia e ventile a 10 respirações por minuto. Evite a aplicação simultânea, parando ligeiramente a cada respiração ou inflando logo após a compressão.

Compressões de alta qualidade são: 1/3 do diâmetro AP do tórax com retorno total, $EtCO_2$ > 20 mmHg e pressão diastólica > 20 mmHg. Se a $EtCO_2$ cair abaixo de 10 mmHg, ajuste a técnica ou troque a pessoa que faz a RCP.

Use $EtCO_2$ para confirmar o posicionamento correto do dispositivo de vias aéreas, verifique a eficácia da RCP e monitore o débito cardíaco. Se houver um aumento súbito de $EtCO_2$, continue a RCP até o final do ciclo e faça uma breve verificação do ritmo na próxima troca.

Doses pediátricas

10 mcg/kg de adrenalina deve ser administrada imediatamente em assistolia ou AESP e a cada 3-5 minutos. A atropina não é recomendada, a menos que a bradicardia esteja associada ao aumento do tônus vagal (0,02 mg/kg). Para FV/TV, **10 mcg/kg de adrenalina e 5 mg/kg de amiodarona** são administrados após o 3º e o 5º choques, por via intravenosa ou intraóssea.

Bolus de **1 mg/kg de lidocaína** e infusão de 20-50 mcg/kg/min podem ser usados como alternativa à amiodarona. **100 mcg/kg de adrenalina** pode ser administrada por tubo endotraqueal, apenas se não for possível proteger outras vias.

Desfribilação
Use 4 J/kg para cada choque.

Para DAEs, um **atenuador de energia** deve ser usado para aqueles com < 8 anos de idade.

Números de telefone de emergência na última página

ISQUEMIA MIOCÁRDICA INTRAOPERATÓRIA

1. Administre O_2 suplementar para manter a SpO_2 normal.

2. Garanta ventilação, anestesia e analgesia adequadas.

3. Confirme as alterações de ST com visualização expandida do monitor ou ECG de 12 eletrodos.

4. Se houver **elevação** de ST, consulte imediatamente o cardiologista e o cirurgião, e tenha o desfibrilador facilmente acessível.

5. Se houver **diminuição** do ST, vise à redução da demanda de O_2 e, ao mesmo tempo, maximize seu fornecimento.

6. Se **hipotenso**, corrija qualquer perda de volume e verifique a Hb.

7. Ajuste a dose do anestésico ou titule o vasoconstritor, se vasodilatado.

8. Se **hipertensivo**, titule o betabloqueador e considere a infusão de nitroglicerina.

9. Controle a frequência cardíaca, visando 50-60 bpm.

10. Quando o volume e a PA forem corrigidos, titule a infusão de nitroglicerina com cuidado.

11. Use monitoramento invasivo e ecocardiografia para avaliar anormalidades de movimento regional da paredes, contratilidade e para otimizar as pressões de enchimento.

12. Se a isquemia persistir, suspeite de síndrome coronária aguda sem supradesnivelamento de ST, e procure uma análise cardiológica urgente.

Números de telefone de emergência na última página

ISQUEMIA MIOCÁRDICA INTRAOPERATÓRIA

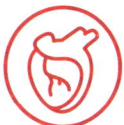

A isquemia miocárdica perioperatória é causada por um desequilíbrio no fornecimento e na demanda de oxigênio do miocárdio. Pode ser devido à ruptura da placa aterosclerótica, com oclusão do vaso ou pressão de perfusão coronária inadequada.

O tratamento é baseado na redução da demanda e no aumento do fornecimento de O_2.

Objetivos do tratamento para reduzir a demanda de O_2:
Controlar a FC e tratar qualquer arritmia de acordo com a as diretrizes da aba 29.
Reduzir tremores e febre
Redução de pós-carga

Objetivos do tratamento para aumentar a demanda de O_2:
Manter PAM > 75 mmHg
Corrigir qualquer déficit de volume relativo ou absoluto
Tratar a anemia e usar oxigênio suplementar para normalizar a SpO_2

Em pacientes hipotensos, verificar a Hb precocemente e corrigir a perda de volume com sangue, se indicado. O ajuste do agente anestésico e a titulação cautelosa do vasoconstritor podem ajudar a corrigir a vasodilatação induzida pela anestesia.

Pressão de enchimento
PPC = PAD – PDFVE*
Com obstrução arterial coronária grave, a **pressão coronária distal** pode estar muito baixa, portanto, evite a PDFVE elevada.

A Nitroglicerina dilatará as coronárias e reduzirá a PDFVE.

Doses de medicamento para paciente de 70 kg:

Metoprolol	Bolus de 2,5 mg
Esmolol	Bolus de 0,5 mg/kg
	Infusão de 50-200 mcg/kg/min
Fenilefrina	Bolus de 25-50 mcg
Metaraminol	Bolus de 0,5-1 mg
Nitroglicerina	50 mg em 50 ml de solução salina a 0,9%
	Comece com 3 ml - 5 ml/h e titule até obter resposta.

* PDFVE = Pressão diastólica final do ventrículo esquerdo
  PPC = Pressão de perfusão coronariana
  PAD = Pressão arterial diastólica

Números de telefone de emergência na última página

HEMORRAGIA INTRAOPERATÓRIA GRAVE

05

> Pratique reanimação de controle de danos e administre produtos derivados do sangue precocemente

1. Peça ajuda, comunique-se e delegue.

2. Avalie rapidamente o sangramento e considere a ativação precoce do protocolo de transfusão maciça.

3. Revise as vias aéreas, considere a intubação e aumente a FiO_2 para manter a SpO_2 adequada.

4. Insira 2 acessos de grande calibre e considere um cateter introdutor de 8,5F.

5. Confirme o esforço cirúrgico para controlar o sangramento e inserir a linha arterial.

6. Aqueça os fluidos, a sala de cirurgia e o paciente.

7. Contate os serviços de transfusão com antecedência, para planejar a hemoterapia.

8. Utilize o infusor rápido de volume e o Cell Saver. Evite a sobrecarga de fluido.

9. Tolere a hipotensão permissiva (vise PAM ≥ 65)*, fazendo uso de vasopressores apenas para manter a perfusão de órgãos vitais.

10. Considere os agentes antifibrinolíticos precocemente.

11. Monitore cuidadosamente os níveis de cálcio e mantenha-os > 1,1 mmol/l.

12. Estabeleça monitoramento à beira leito de débito urinário, temperatura, PVC, Hb e coagulação e faça o acompanhamento com exames laboratoriais.

* PAM ≥ 80 em traumatismo cranioencefálico.

Números de telefone de emergência na última página

HEMORRAGIA INTRAOPERATÓRIA GRAVE

Nomeie um comunicador para chamadas telefônicas interdepartamentais e um mensageiro para coleta de sangue e transporte de derivados do sangue.

Se o tempo não permitir a tipagem completa do sangue (anemia grave com sangramento contínuo), use O negativo ou grupo específico.

Mantenha a equipe cirúrgica informada sobre o estado hemodinâmico e, se necessário, avise-a para o controle cirúrgico breve, para alcançar a recuperação do doente. Pode ser necessário compressão, tamponamento, pressão direta, pinçamento arterial ou aórtico ou uma combinação destes.

A hemorragia intraoperatória maciça geralmente exige a ativação de um protocolo institucional e uma proporção de transfusão mais equilibrada (1:1:1 ou 2:1:1) de sangue, plasma e plaquetas. A infusão precoce de PFC (15 ml/kg) pode prevenir falência hemostática iminente e o sangramento microvascular. Se fibrinogênio < 1 g/l e TP ou TTPa > 1,5 normal, há falha hemostática estabelecida e volumes maiores serão necessários.

Considere o uso de TEG® ou ROTEM®, se disponível, para uma avaliação mais rápida, bem como o perfil de coagulação laboratorial de rotina.

Pacientes hemodiluídos, hipocalcêmicos e hipotérmicos não coagulam, então trate-os intensamente.

Vise:
- T > 35
- pH > 7,2
- BE < -6
- Plaquetas > 75×10^9/l
- RNI < 1,5
- TP TTPa < 1,5
- Fibrinogênio > 1 g/l
- Ca^{2+} > 1,1 mmol/l
- Lactato < 4 mmol/l

Therapia	Indicação	Dose inicial
PFC	TP, TTPa > 1,5 normal, fibrinogênio < 1 g/l	15 ml/kg
Crioprecipitado	Fibrinogênio < 1 g/l	1 unidade por 5-10 kg
Concentrado de fibrinogênio	Fibrinogênio < 1 g/l	25-50 mg/kg
Concentrado de complexo protrombínico	Hemorragia maciça, que não responde à terapia convencional, reversão cumarínica, PFC indisponível.	25-50 IU/kg
Fator VIIa	Conforme acima	90 mcg/kg
Ácido tranexâmico	Fibrinólise	1 mg EV por 10 min depois 1 mg por 8 h
Plaquetas	Contagem < 75×10^9	15-20 ml/kg

Transfusão maciça ou hemorragia crítica: > 1 volume de sangue / 24h; > 1/2 volume de sangue / 4h; > 150ml/min.

Números de telefone de emergência na última página

ANAFILAXIA

1. Peça ajuda, comunique-se e delegue.

2. Remova quaisquer agentes desencadeadores suspeitos.

3. **Se o pulso não for detectável:** Verifique o ritmo cardíaco, inicie a RCP e vá para o protocolo de parada da aba 01 ou aba 02.

4. **Se o pulso for detectável:** interrompa o procedimento, reduza o agente, considere a intubação precoce e mude para O_2 a 100%.

5. Avalie a gravidade e administre adrenalina IM ou EV – consulte a tabela.

6. Confirme o acesso EV periférico de grande calibre primeiro e, em seguida, considere a inserção precoce de linha arterial para amostras e monitoramento.*

7. Infunda pelo menos 20 ml/kg de fluido EV. Volumes maiores e uma segunda linha EV podem ser necessários.

8. Se os sinais persistirem, inicie uma infusão de adrenalina, mas também revise os 4Hs 4Ts para outros possíveis diagnósticos ignorados.

9. Se ainda assim não houver resposta, considere o uso de agentes adicionais.

10. Colete amostras de triptase em 1, 4 e 24 horas, inicie a terapia adjuvante quando estiver estável e organize o encaminhamento para a clínica de alergia.

Números de telefone de emergência na última página

ANAFILAXIA

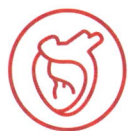

Desencadeadores comuns: bloqueadores neuromusculares, antibióticos, látex, clorexidina, contraste EV. Pode exigir intubação precoce se houver edema das vias aéreas ou comprometimento respiratório.

	Sinais clínicos de anafilaxia
Leve (Grau 1)	Sinais mucocutâneos generalizados: eritema, urticária +/- angioedema
Moderada (Grau 2)	• hipotensão, taquicardia • evidência de broncospasmo, tosse, ventilação difícil • sinais mucocutâneos
Risco de vida (Grau 3)	• hipotensão grave • bradicardia ou taquicardia, arritmias • broncospasmo grave e/ou edema das vias aéreas • sinais cutâneos podem estar ausentes ou presentes apenas após a correção da hipotensão
Parada (Grau 4)	Parada cardiopulmonar

	BOLUS de adrenalina EV Administre a dose abaixo a cada 1-2 minutos prn		**Sem acesso EV†** Administre IM, na lateral da coxa, a cada 5 minutos prn
	Grau 2	Grau 3	Graus 2 e 3
ADULTO 1 mg em 10 ml (100 mcg/ml)	20 mcg (0,2 ml)	100-200 mcg (1-2 ml)	> 12 anos 500 mcg
PEDIÁTRICO 1 mg em 50 ml (20 mcg/ml)	2 mcg/kg (0,1 ml/kg)	4-10 mcg/kg (0,2-0,5 ml/kg)	< 6 anos 150 mcg 6-12 anos 300 mcg

Inicie a infusão de 3 mg/50 ml de adrenalina em solução salina a 3 ml/h (0,05-0,5 mcg/kg/min) e titule.

† A via IM também é usada se não houver monitoramento hemodinâmico. Aumente a escala para bolsas de infusão de 100/250 ml.

Se houver resposta fraca à terapia convencional

Noradrenalina   0,1 mcg/kg/min
Vasopressina   2 IU/h ou bolus de 2 IU
Glucagon   1-2 mg por 5 min, para reversão do betabloqueador

Para broncospasmo resistente, reveja o diagnóstico diferencial [aba 14].
Para hipotensão resistente, reveja o diagnóstico diferencial [aba 28].
Quando hemodinamicamente estável, considere administrar esteroides e anti--histamínicos orais de 2ª geração (parenteral não recomendado).

* Um CVC pode ser indicado se o acesso EV periférico for difícil ou se forem necessárias infusões contínuas.

Números de telefone de emergência na última página

REAÇÃO HEMOLÍTICA TRANSFUSIONAL

1. Interrompa a transfusão do hemoderivado e troque o equipamento.

2. Peça ajuda, comunique-se e delegue.

3. Titule a FiO_2 para adequar a SpO_2.

4. Trate a hipotensão com fluidos e agentes vasoativos.

5. Insira a linha arterial para gasometria arterial e monitoramento.

6. Assim que estiver hemodinamicamente estável, considere a inserção de cateter venoso central e sondagem vesical de demora.

7. Mantenha o débito urinário – use terapia diurética.

8. Trate qualquer coagulopatia em desenvolvimento consultando os serviços de transfusão. Use a tabela na aba 05 para orientação.

9. Devolva todos os produtos ao banco de sangue e colete amostras novas de sangue e urina para análise.

9. Prepare para admissão na UTI.

Números de telefone de emergência na última página

REAÇÃO HEMOLÍTICA TRANSFUSIONAL

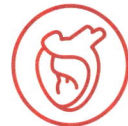

Os sinais no paciente anestesiado incluem:

Hipotensão
Taquicardia
Broncospasmo
Hipóxia
Sibilância
Taquipneia
Urticária
Edema
Colúria
Sangramento (mucosas, locais de infusão)
Colapso cardiovascular

Embora raro, isso acarreta mortalidade significativa.
A equipe deve ser informada imediatamente e o sangue do paciente verificado novamente. Mais sangue deve ser coletado para mais testes.

O tratamento é direcionado ao suporte circulatório, aliviando os sintomas respiratórios e antecipando e tratando a coagulopatia (consulte também os protocolos de Anafilaxia na aba 06, Hemorragia grave na aba 05 e Broncospasmo na aba 14).

O suporte com diuréticos e inotrópico deve ser iniciado para manter o débito urinário de 0,5 a 1,5 ml/kg/h.

O tratamento de qualquer coagulopatia em desenvolvimento deve ser orientado pelo perfil de coagulação (consulte a tabela na aba 05 para orientação).

Todos os produtos devem ser devolvidos à transfusão para análise posterior.

Doses de medicamentos

Manitol a 25%   0,5 g - 1 g/kg EV
Furosemida   0,5 mg/kg EV
Furosemida   1-3 mg/kg EV

Medicamento	Adulto	Pediátrico
Adrenalina	3 mg/50 ml de solução (60 mcg/ml)	0,05-05 mcg/kg/min
Dobutamina	250 mg/50 ml de solução salina (5 mg/ml)	2-20 mcg/kg/min
Noradrenalina	4 mg/50 ml de solução salina (80 mcg/ml)	0,02-1,0 mcg/kg/min

Em um adulto de 70 kg, as infusões podem ser iniciadas com 5 ml/h e então tituladas até obter resposta. As diluições são fornecidas para condutores de seringas. Aumente a escala para bolsas de infusão de 100 ou 250 ml.

Números de telefone de emergência na última página

EMBOLIA GASOSA VENOSA

1. Peça ajuda, comunique-se e delegue.

2. Ventile com O$_2$ a 100%. Evite o óxido nitroso.

3. Previna a entrada de gás adicional – veja ao lado.

4. Coloque o paciente em posição de Trendelenburg e decúbito lateral esquerdo.

5. Aspire o CVC e inicie a massagem cardíaca a tórax fechado.

6. Aumente a fluidoterapia EV e mantenha-o bem hidratado.

7. Use **adrenalina** para suporte hemodinâmico.

8. Considere a **oxigenoterapia hiperbárica** e UTI após a reanimação bem-sucedida.

Números de telefone de emergência na última página

EMBOLIA GASOSA VENOSA

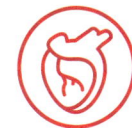

Os sinais durante a anestesia incluem:

↓ SpO$_2$
↓ EtCO$_2$

Hipotensão
Edema pulmonar

PVC elevado
Taquicardia

Broncospasmo

PA elevada
Ar no ecocardiograma transtorácico ou ecocardiograma transesofágico
Colapso cardiovascular

Métodos para interromper o arrastamento:

Submerja o campo
Oclua temporariamente o vaso
Interrompa a insuflação

Descomprima os sistemas pressurizados
Use cera para osso
Coloque o campo cirúrgico abaixo do coração

Se houver comprometimento hemodinâmico significativo, intube se o tubo endotraqueal ainda não estiver no lugar. Hiperventile com O$_2$ a 100% e considere a PEEP apenas para apoiar a oxigenação. Inicialmente pensado para ajudar a prevenir a embolia gasosa venosa, a PEEP pode aumentar o risco de embolia gasosa paradoxal, prejudicar o retorno venoso, e sua interrupção repentina pode aumentar a entrada de gás.

Aspire se um CVC estiver em posição, mas a colocação emergente não é baseada em evidências.

A massagem cardíaca externa é capaz de dispersar grandes volumes de ar nas câmaras cardíacas. Apenas 0,5 ml de ar nas artérias coronárias pode precipitar a fibrilação ventricular.

O oxigênio hiperbárico por até 6 horas (possivelmente mais) após o evento deve ser considerado em caso de grande embolia gasosa **paradoxal** – um forame oval patente está presente em 10-30% da população.

Fatores de risco para embolia gasosa venosa		
Cirúrgico	**Anestésico**	**Paciente**
Craniotomia em posição sentada Cirurgia da fossa posterior Cirurgia da coluna vertebral Cirurgia de ombro Cirurgia laparoscópica (embolia por CO$_2$) Cesariana Prolapso uterino	Acesso venoso central Infusões pressurizadas Conjuntos de administração não preparados Canulação da veia peridural não reconhecida	Trauma (contundente ou penetrante) Hipovolemia

Fonte: www.wfsahq.org

Prevenção

Posicione o paciente a fim de minimizar os gradientes de pressão, mantenha boa hidratação, evite N$_2$O e esboce as manobras cirúrgicas de alto risco na reunião pré-op. da equipe cirúrgica/anestésica.

O uso de ventilação com pressão positiva, monitoramento do EtCO$_2$ expirado, cateter venoso central ou pulmonar, doppler precordial e ecocardiograma transesofágico em procedimentos de alto risco podem levar ao diagnóstico e tratamento precoces.

Números de telefone de emergência na última página

DIFICULDADE DE VENTILAÇÃO COM MÁSCARA

09

1. Verifique a integridade do circuito e use alto fluxo de O_2 a 100%
2. Peça ajuda, comunique-se e delegue.
3. Otimize as tentativas de ventilação usando as ações listadas ao lado.
4. Se a ventilação for difícil ou apenas parcialmente alcançada, interrompa-a e pense nas opções, inclusive acordar o paciente.

Se não houver melhora associada ao bom enchimento da bolsa reservatório, boa vedação da máscara facial, alta pressão do circuito e dificuldade de esvaziar a bolsa reservatório na tentativa de ventilação, considere o **Espasmo laríngeo** (aba 12), ou outras causas de **Pressão elevada das vias aéreas** (aba 13).

Se não houver melhora associada à rápida deflação da bolsa reservatório, enchimento insuficiente, baixa pressão do circuito e vazamento contínuo da máscara facial, **vá para a etapa 5**.

5. Certifique-se de que a anestesia seja profunda o suficiente para facilitar o controle das vias aéreas.
6. Tente até 3 inserções de dispositivo supraglótico – tente tamanhos e tipos diferentes.
7. Tente novamente a ventilação com máscara facial enquanto se prepara para a intubação.
8. Se a ventilação com máscara facial falhar novamente, prepare para a situação de não ventilo, não intubo. **READY**
9. Confirme relaxamento muscular adequado e tente intubação.
10. Confirme o bom relaxamento muscular e tente o protocolo de intubação difícil da (aba 10) e mantenha o equipamento de resgate não ventilo, não intubo aberto e acessível. **SET**

Isso pode ser usado como um aviso em tempo real ou como um exercício para ensaios regulares.

Números de telefone de emergência na última página

DIFICULDADE DE VENTILAÇÃO COM MÁSCARA

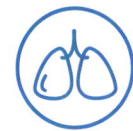

Este protocolo se baseia no pressuposto de um aparelho de anestesia checado recentemente e um circuito intacto com fluxo de gás fresco – **confirmado pela pré-oxigenação do paciente e testemunhando um traço visível de EtCO$_2$.** Na prática, essas condições nem sempre podem ser atendidas. Em casos de dificuldade de ventilação com máscara, quando há suspeita em relação ao aparelho ou ao circuito, removê-los e usar um ressuscitador autoinflável é o método mais eficiente de excluir essas possibilidades.

O pedido de ajuda é colocado no início desta sequência, pois auxilia na liderança sem intervenção e ajuda a manter a consciência situacional.

> A gestão do tempo e a tomada de decisões durante via aérea difícil são vitais para um desfecho positivo. A via aérea difícil pode ser complicada por ventilação parcial, saturações limítrofes, chegada de outro médico, atrasos no equipamento, tempo de início do medicamento e erro de fixação. Delegar a um membro da equipe a função de anunciar os intervalos de tempo decorridos, bem como monitorar SpO$_2$ e EtCO$_2$, pode prevenir a hipóxia prolongada.

Para maximizar as condições para a ventilação com máscara facial:

- Posição da cabeça — flexão do pescoço e extensão da cabeça (*sniffing*).
- Técnica de duas pessoas — *jaw thrust* com as duas mãos, enquanto a segunda pessoa aperta a bolsa.
- Via aérea oral/nasal — opte pelo tamanho maior.
- Abertura da boca — garanta a profundidade anestésica/o relaxamento muscular adequados.
- Área perioral — remova qualquer hidratante ou lubrificante das vias aéreas para permitir uma pegada firme no rosto e na máscara.

Acordar o paciente pode ser uma opção, se considerado no plano anestésico, por ex., indução gasosa ou anestesia venosa total de início gradual, para testar a ventilação em caso de suspeita de via aérea difícil. No entanto, se a dificuldade não foi prevista e o paciente recebeu uma **dose completa de indução anestésica**, o anestesista pode se comprometer a proteger as vias aéreas.

Garantir uma anestesia adequada é um pré-requisito para a ventilação com máscara e a inserção da ML. Reflexos preservados nas vias aéreas, profundidade anestésica insuficiente e relaxamento muscular inadequado diminuirão a probabilidade de sucesso. Outra tentativa de FMV é sugerida antes da intubação, pois as chances de sucesso podem ser maiores após o aprofundamento da anestesia (nem sempre estabelecido para FMV inicial após a indução).

Se possível, sempre pré-oxigene o paciente antes da indução.

SGA = via aérea supraglótica
FMV = ventilação com máscara facial
READY, SET, GO = a Abordagem Vortex para preparar para o resgate Não ventilo, não intubo

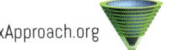

Números de telefone de emergência na última página

INTUBAÇÃO DIFÍCIL NÃO PREVISTA

> Se a oxigenação for estabelecida em qualquer estágio do resgate supraglótico, pare e pense nas opções, inclusive acordar o paciente.

1. Peça ajuda, comunique-se e delegue.
2. Reverta para ventilação com máscara facial, pegue um carrinho para vias aéreas difíceis e considere as opções.
3. Garanta a profundidade anestésica e o relaxamento muscular adequados.
4. Monitore SpO_2, $EtCO_2$ e o tempo decorrido até a conclusão do resgate.
5. Tente as manobras listadas a seguir para maximizar a visualização da laringe e utilize acessórios como bougie, introdutor ou estilete.
6. Permita até 3 tentativas de intubação otimizadas e considere a videolaringoscopia +/- lâmina hiperangulada/de baixo perfil.
7. Se não tiver sucesso, prepare para a situação de não ventilo, não intubo. **READY**
8. Tente até 3 inserções de dispositivo supraglótico – tente tamanhos ou tipos diferentes.
9. Se não tiver sucesso, mantenha o equipamento de resgate não ventilo, não intubo aberto e pronto. **SET**
10. Se após relaxamento muscular completo e uma FiO_2 de 1:
    - falha após o melhor esforço em todas as 3 opções de resgate supraglótico
    - falha após ventilação em máscara facial otimizada
    - queda rápida na SpO_2 e $EtCO_2$ não for detectável

Otimize a posição do paciente e inicie o resgate Não ventilo, não intubo da aba 11. **GO**

Números de telefone de emergência na última página.

INTUBAÇÃO DIFÍCIL NÃO PREVISTA

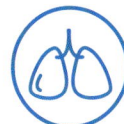

Há sobreposição dos protocolos **Dificuldade de ventilação com máscara facial e Intubação difícil**, uma vez que cada técnica usa a outra como opção de resgate. Isso também é destacado na Abordagem Vortex para gestão das vias aéreas.

Opções de resgate

Não ventilo
- Acorde o paciente, se possível
- Use dispositivo supraglótico
- Intube

Não intubo
- Acorde o paciente, se possível
- Infle e coloque a máscara
- Use SGA

THE VORTEX

PARA CADA LINHA DE VIDA, CONSIDERE:
- MANIPULAÇÕES
- AJUSTES
- TAMANHO / TIPO
- SUCÇÃO / FLUXO DE O_2 FLOW
- TÔNUS MUSCULAR

Para maximizar a visão da laringe:
- Estenda a cabeça e flexione o pescoço (*sniffing*)
- Ajuste a pressão cricoide
- Use manipulação externa
- Tente uma lâmina longa ou reta
- Use o videolaringoscópio

> Delegar alguém para monitorar SpO_2, $EtCO_2$ e o tempo decorrido pode prevenir a hipóxia profunda e o desenvolvimento de erro de fixação, com várias tentativas de intubação, convertendo uma emergência "impossível intubar, **possível** oxigenar" em uma emergência "não ventilo, **não intubo**" (CICO).

Dada a variabilidade nos cenários de vias aéreas difíceis, a familiaridade com os princípios subjacentes ao processo de tomada de decisão é um pré-requisito para uma prática segura. A inserção do dispositivo supraglótico após o relaxamento muscular pode melhorar a taxa de sucesso do resgate.

Uma vez estabelecida a ventilação com máscara facial ou dispositivo supraglótico, as vias aéreas podem ser protegidas por um número crescente de técnicas disponíveis. O médico deve usar o que for mais familiar e com maior probabilidade de ser bem-sucedido na circunstância clínica particular.

Dependendo do tipo e da disponibilidade, muitos médicos experientes usariam a videolaringoscopia (VL) imediatamente. Lâminas hiperanguladas e de baixo perfil, combinadas com a manipulação habilidosa do bougie, podem aumentar significativamente a chance de sucesso.

SGA = via aérea supraglótica
FMV = ventilação com máscara facial
READY, SET, GO = a Abordagem Vortex para preparar para o resgate Não ventilo, não intubo

VortexApproach.org

Chrimes N. The Vortex: a universal 'high-acuity implementation tool' for emergency airway management. *Br J Anaesth* 2016; **117 Suppl** 1: i20-i27

Números de telefone de emergência na última página

NÃO VENTILO, NÃO INTUBO
Cricotireoidotomia | Técnica por punção

1 Palpe a anatomia e use a membrana cricotireóidea se for facilmente identificada – caso contrário, vá mais para baixo e mire na linha média da traqueia.

2 Puncione usando uma combinação de cateter sob agulha e seringa, com aspiração contínua.

3 Estabilize o canhão e deslize o cateter na traqueia, confirme a posição aspirando toda a seringa e solte o êmbolo para verificar se não há recuo.

4 Conecte um ventilador a jato ajustado para 1 Bar (14,5 psi) ou um dispositivo de insuflação regulado por fluxo, ajustado para 15 l/min.

5 Infle por 4 s e aguarde 30 s pela resposta de SpO_2.

6 Use insuflações subsequentes de 2 segundos tituladas para SpO_2.

7 Observe a expansão do tórax e confirme a exalação pelas vias aéreas superiores, monitorando para auto-PEEP.

8 Se não tiver sucesso, proceda à cricotireoidotomia cirúrgica.

> **Recomendações:**
> Escolha um cateter de 14 G resistente a torções.
> Use uma seringa de 5 ml com solução salina.
> Familiarize-se com a ventilação de alta pressão, para reduzir o risco de barotrauma.
> Participe de *workshops* avançados sobre vias aéreas para ter experiência prática.

Esta não é uma lista de verificação, mas uma diretriz para ensaios regulares.

Números de telefone de emergência na última página

NÃO VENTILO, NÃO INTUBO

Cricotireoidotomia | Técnica cirúrgica

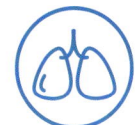

Anatomia palpável – técnica cirúrgica

1. Faça uma incisão transversal na membrana cricotireoidiana, usando um bisturi com lâmina tamanho 10.

2. Gire o bisturi 90° e aplique pressão lateral.

3. Insira o bougie ao longo da lâmina do bisturi para guiá-lo na traqueia.

4. Passe um tubo de traqueostomia ou tubo endotraqueal de 6 mm de DI pelo bougie.*

5. Ventile a partir da fonte padrão e confirme com $EtCO_2$.

6. Se não tiver sucesso, proceda à cricotireoidotomia cirúrgica.

Anatomia não palpável – cricotireoidotomia cirúrgica

1. Faça uma incisão vertical de 6-8 cm no pescoço a partir da fúrcula esternal.

2. Com os dedos, disseque os músculos do pescoço e exponha a traqueia.

3. Prossiga com a técnica de cânula ou bougie de bisturi.†

* Alguns grupos de vias aéreas sugerem o uso de um bougie com capacidade de ventilação em conjunto com o adaptador, permitindo oxigenação imediata usando circuito padrão ou reanimador autoinflável.
† As instituições de anestesiologia diferem quanto ao apoio a uma ou ambas as técnicas.

Números de telefone de emergência na última página

LARINGOSPASMO

1. Mude para alto fluxo de **oxigênio a 100%**.

2. Interrompa todos os estímulos.

3. Remova os dispositivos das vias aéreas e a sucção.

4. Use tração mandibular (*jaw thrust*), aplique gentilmente CPAP e considere uso de cânula orofaríngea (Guedel).

Se o espasmo persistir e a dessaturação continuar,

5. Peça ajuda, comunique-se e delegue.

6. Aprofunde a anestesia.

7. Administre **suxametômio** e continue com o CPAP.

8. Se a SpO_2 não melhorar, proteja as vias aéreas com intubação.

9. Considere atropina EV para o tratamento de bradicardia associada.

Esta não é uma lista de verificação, mas uma diretriz para ensaios regulares.

Números de telefone de emergência na última página

LARINGOSPASMO

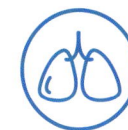

Embora os dispositivos de estimulação das vias aéreas que contribuem para o espasmo devam ser removidos, a **uso de cânula orofaríngea (Guedel)** pode ser útil no fornecimento de CPAP.

Peça ajuda com antecedência. A situação piora rapidamente nas crianças.

Delegue responsabilidades, incluindo a preparação do tubo orotraqueal e a administração de suxametônio. Alguns médicos **deixam o suxametônio pré-aspirado** facilmente acessível para economizar tempo durante a dessaturação (e reduzir o erro de medicamento).

Aprofundar a anestesia é uma opção ao anestesiar adultos.
O rápido desenvolvimento de hipóxia em crianças geralmente impede isso.

O espasmo vai ser "interrompido" com hipóxia e tempo suficientes, mas predispõe a bradicardia, parada cardíaca, regurgitação e edema pulmonar. Isso pode ser evitado com intervenção precoce.

Dose de medicamento: suxametônio 0,1-1 mg/kg EV
2-4 mg/kg IMI/IL/IO
atropina 10-20 mcg/kg EV

Na obstrução completa, as tentativas de insuflação forçada aumentarão a obstrução (efeito de válvula/esfera de Fink) e inflarão o estômago.

Considere a deflação do estômago antes do despertar.

Em uma criança com dessaturação rápida, a intubação imediata sem relaxamento pode ser o tratamento apropriado.

IL = Intralingual
IO = Intraósseo

PRESSÃO ELEVADA DAS VIAS AÉREAS

1. Ventile manualmente para confirmar a alta pressão, examine a forma de onda da EtCO$_2$ e verifique as vias aéreas quanto a qualquer alteração óbvia.

2. Exclua anestesia leve e relaxamento muscular inadequado.

3. Realize uma inspeção sistemática do circuito, da válvula e do ventilador.

4. Se houver suspeita de auto-PEEP, procure por pressão alveolar expiratória final elevada ou fluxo expiratório persistente quando a próxima respiração começar.

5. Substitua o circuito por um reanimador autoinflável conectado **diretamente** ao dispositivo de vias aéreas.

6. Verifique a posição e a permeabilidade das vias aéreas – aspire todo o comprimento do tubo e use um broncoscópio para confirmar.

7. Se a pressão permanecer alta, examine o sistema respiratório do paciente e considere pedir ajuda.

8. Em caso de dúvida, **substitua o dispositivo da via aérea**. Se estiver ventilando com uma ML, considere substituí-la por um tubo endotraqueal.

9. Analise a lista de verificação das causas mais comuns dos pacientes ao lado.

Números de telefone de emergência na última página

PRESSÃO ELEVADA DAS VIAS AÉREAS

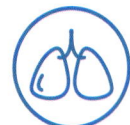

A avaliação imediata do traçado de $EtCO_2$ pode fornecer uma resposta precoce da causa do aumento da pressão das vias aéreas, por ex., relaxamento muscular ou broncospasmo. Verificar o relaxamento muscular elimina a causa mais provável. No paciente não intubado, a causa mais comum é o laringospasmo.

Se após o relaxamento muscular adequado não houver diminuição da pressão das vias aéreas, a checagem das etapas anteriores deve determinar o problema.

Durante a ventilação manual, verifique todos os tubos, válvulas, conexões e filtros. Verifique a posição do aparelho de anestesia para evitar dobra ou obstrução do tubo.

Uma vez que o circuito é removido e substituído por um reanimador autoinflável, se a pressão permanecer alta, o problema é isolado para as vias aéreas ou paciente.

A via aérea deve ser:
- verificada quanto à posição e à permeabilidade
- aspirada em todo o seu comprimento
- avaliada com broncoscópio
- substituída, se o problema não for resolvido

Um exame pulmonar deve ser realizado antes de realizar a substituição das vias aéreas. **Se não houver alteração após esses procedimentos (nova via aérea e novo circuito), o problema deve estar com o paciente.**

> **Avalie:**
> Laringospasmo   Pneumotórax
> Broncospasmo   Hemotórax
> Edema   Rigidez da parede torácica

Para uma lista de verificação de diagnóstico mais abrangente da pressão elevada das vias aéreas, consulte a `aba 33`.

Embora pedir ajuda não seja o primeiro passo nesta sequência, isso pode ocorrer em qualquer estágio que o praticante achar apropriado.

Sempre considere o momento do evento.
Verifique se há inserção de CVC, administração de medicamento, ajuste do tubo, mudança de posição, pneumoperitônio ou intervenção cirúrgica recentes.

Números de telefone de emergência na última página

BRONCOSPASMO GRAVE

1. Peça ajuda, comunique-se e delegue.

2. Revise o posicionamento e a permeabilidade das vias aéreas.

3. Ventile manualmente, mude para O_2 a 100% aprofunde a anestesia.*

4. Utilize salbutamol e brometo de ipratrópio no circuito.

5. Monitore o formato com a forma de onda de $EtCO_2$ e as pressões das vias aéreas.

6. Defina a relação I:E para a fase expiratória longa, desconecte intermitentemente e use PEEP de baixa pressão para reduzir a hiperinsuflação.

7. Considere fluidos EV, linha arterial e gasometria arterial em série.

8. Administre adrenalina (ou salbutamol) em bolus EV, mas inicie uma infusão se o espasmo persistir.

9. Use hidrocortisona (ou metilprednisolona) e magnésio como terapia adjuvante.

10. Dependendo da gravidade e da resposta à terapia, considere a necessidade de continuar a cirurgia e entre em contato com a UTI.

Números de telefone de emergência na última página

BRONCOSPASMO GRAVE

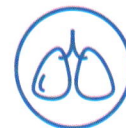

A ventilação manual permite a avaliação imediata da complacência e gravidade do espasmo.

As causas do broncospasmo incluem: exacerbação da asma
anafilaxia
mau posicionamento do dispositivo de vias aéreas
aspiração de corpo estranho

Doses de medicamentos

Bolus de adrenalina	0,1-1,0 mcg/kg titulado para hemodinâmica
Infusão de adrenalina	0,1 mcg/kg/min
	Observe que com 3 mg em 50 ml, taxa em ml/h = mcg/min
	Portanto, comece com 7 ml/h para um adulto de 70 kg

Use uma linha arterial e gasometrias arteriais em série para orientar o tratamento.

Adulto

Bolus de salbutamol	250 mcg por 5 min
Infusão de salbutamol	Carga de 200 mcg em 1 min, depois 5-25 mcg/min

Crianças 2 a 12 anos

Infusão de salbutamol	Dose de carga de 5 mcg/kg/minuto (máximo 200 mcg/minuto) por 1 hora e, em seguida, infusão de 1-2 mcg/kg/minuto (máximo de 80 mcg/minuto)

Existem poucas evidências para apoiar o uso de salbutamol em vez de adrenalina. As dosagens variam entre as diretrizes.

A desconexão intermitente permite o escape de CO_2 e evita hiperinsuflação e auto-PEEP. A ventilação manual com hipercapnia permissiva também pode ser necessária para evitar as complicações da ventilação com alta pressão das vias aéreas.

O tratamento pode ser avaliado por parâmetros hemodinâmicos, pressão das vias aéreas, gasometrias arteriais e formato da curva da onda de CO_2. Com a resolução do quadro, o traçado ascendente da curva de capnografia retorna a um platô alveolar mais horizontalizado.

*Aprofundar a anestesia contribui para o relaxamento do músculo liso das vias aéreas e é útil na exacerbação da asma. Atrase o uso se a anafilaxia não for excluída ou se a hemodinâmica não permitir.

Números de telefone de emergência na última página

BRONCOASPIRAÇÃO

1. Peça ajuda, comunique-se e delegue.

2. Posicione a cabeça para baixo e considere a posição lateral esquerda.

3. Remova eventuais dispositivos e aspire a faringe.

4. Intube e aspire a árvore brônquica.

5. Ventile com O_2 a 100% depois titule para SpO_2 normal.

6. Se houver aspiração severa, proceda apenas em emergências.

7. Esvazie o estômago antes do despertar.

8. Avalie a admissão na UTI/UADC.

Números de telefone de emergência na última página

BRONCOASPIRAÇÃO

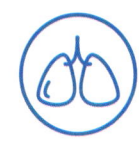

> No quarto Projeto de Auditoria Nacional do Royal College of Anesthetists (NAP4), mais de 50% das mortes relacionadas às vias aéreas durante a anestesia foram em consequência da broncoaspiração.

A quantidade de assistência necessária depende da gravidade e das circunstâncias. A regurgitação leve em um paciente em jejum pode ser tratada simplesmente com aspiração, mas uma aspiração mais significativa exige um tratamento intenso imediato.

A comunicação imediata com os cirurgiões e a delegação de tarefas (por ex., virar o paciente) podem limitar a quantidade de broncoaspiração. O posicionamento do paciente dependerá do tipo de cirurgia e das limitações práticas.

As etapas 1 a 4 devem ser realizadas antes da etapa 5, se a SpO_2 permitir.

A pressão cricoide pode ser usada durante a intubação, mas não durante vômito ativo ou regurgitação.

A aspiração leve geralmente desaparece sem tratamento específico. Se em 2 horas após a broncoaspiração, o paciente estiver assintomático e com uma radiografia de tórax e a SpO_2 normais, a UTI pode ser evitada

No entanto, se houver **material particulado**, indicativo de aspiração mais grave, a UTI será necessária para o tratamento pós-operatório.

A terapia com corticoides e antibióticos não é indicada no tratamento de curto prazo da aspiração. Antibióticos são usados apenas se o paciente desenvolver pneumonia. Os corticoides não mostraram qualquer efeito no desfecho ou na mortalidade.

Algumas evidências sugerem que o bloqueio neuromuscular residual reduz significativamente o **tônus do esfíncter esofágico superior** por um tempo significativo após o despertar, aumentando o risco de aspiração durante a fase de recuperação.

Fatores de risco		
Paciente	**Cirurgia**	**Anestésico**
Jejum inadequado	Trato GI superior	Anestesia leve
Esvaziamento gástrico retardado	Posição litotômica	Vias aéreas supraglóticas
Esfíncter esofágico inferior ineficiente	Cabeça baixa	VPP
	Laparoscopia	Via aérea difícil
(Emergência, gravidez, diabetes, obesidade, hérnia de hiato, DRGE)	Colecistectomia	Cirurgia longa

Números de telefone de emergência na última página

BLOQUEIO RAQUIDIANO TOTAL

> As etapas do tratamento também se aplicam a pacientes não grávidas.

1 Peça ajuda, comunique-se e delegue.

2 Tranquilize o paciente acordado enquanto executa as etapas.

3 Forneça O$_2$ a 100% e suporte ventilatório suave, se necessário.

3 Se o estado de consciência piorar, prepare-se para proteger as vias aéreas.

4 Eleve as pernas, infunda fluidos EV rapidamente e aplique o deslocamento uterino (à esquerda).

5 Use vasopressores para manter a pressão arterial.

6 Administre atropina +/- adrenalina para bradicardia associada.

7 Se houver a perda do pulso, inicie a RCP, administre 1 mg de epinefrina EV e vá para o protocolo AESP na aba 02.

8 Na parturiente, prepare-se e planeje o parto em 4 minutos se não houver RCE.

9 Transfira à UTI para ventilação e suporte clínico até que o bloqueio seja revertido e a função retorne.

Números de telefone de emergência na última página

BLOQUEIO RAQUIDIANO TOTAL

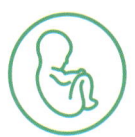

Peça ajuda imediatamente. Se estiver inconsciente, a mulher grávida precisará de muitas mãos para o tratamento durante a reanimação. Delegue claramente e transmita o senso de urgência, incluindo a necessidade de se preparar para um parto potencial.

A ênfase deve ser colocada em vasopressores, fluidos e suporte ventilatório.

Com suporte e delegação apropriados, as etapas devem ser executadas simultaneamente, em vez de sequencialmente.

O diagnóstico é geralmente aparente – parestesia e paralisia que aumentam rapidamente após bloqueio raquidiano ou epidural. Se não for testemunhado ou se o diagnóstico for incerto, consulte Colapso materno na aba 18.

O diagnóstico diferencial inclui: Vasovagal
Hemorragia
Toxicidade do AL
Compressão da VCI
Embolia

Uma mulher grávida tem tendência ao refluxo. A intubação é preferível, mas não deve excluir qualquer outra forma de manejo das vias aéreas (a pressão cricoide é recomendada).

Se a paciente perdeu a consciência, a intubação pode ser realizada sem agente de indução ou apenas com relaxante.

> No bloqueio raquidiano total sem pulso detectável, a RCP deve ser iniciada até que haja resposta a fluidos e vasopressores.

Deve ser realizado de acordo com as diretrizes de reanimação materna (consulte Colapso materno na aba 18) incluindo ênfase no deslocamento uterino para a esquerda e no parto do bebê. A inclinação lateral não é mais recomendada.

O parto deve ser considerado 4 minutos após o início da RCP.

Dose de medicamento em bolus:

Atropina	0,6-1,2 mg
Efedrina	12-15 mg
Fenilefrina	50-100 mcg
Adrenalina	25-50 mcg

RCE = Retorno da circulação espontânea
LUD = Deslocamento do útero à esquerda

Números de telefone de emergência na última página

HEMORRAGIA PÓS-PARTO

1. Peça ajuda, comunique-se e delegue.

2. Administre oxigênio a 100%.

3. Insira 2 acessos venosos de grosso calibre.

4. Use a reanimação com cristaloide até que haja sangue disponível.

5. Faça massagem uterina ou use compressão bimanual.

6. Ligue para o banco de sangue para testagem sanguínea cruzada, proposta para a hemoterapia e ativação do **protocolo de transfusão maciça**, se indicado.

7. Considere sangue do grupo específico ou sangue O negativo.

8. Notifique as salas de operação para transferência imediata.

9. Use **uterotônicos** para atonia uterina.

10. Use vasopressores apenas para apoiar a perfusão de órgãos vitais.

11. Para controle cirúrgico, induza a anestesia geral em sequência rápida para intubação.

12. Continue com o protocolo de Hemorragia grave da aba 05.

Números de telefone de emergência na última página

HEMORRAGIA PÓS-PARTO

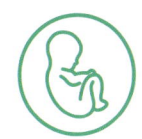

HPP severa é definida como perda de sangue > 1.000 ml, com choque ou sangramento contínuo. A perda de sangue é frequentemente subestimada e **coagulopatia pode ser desproporcional.**

Use soluções cristaloides aquecidas (soro fisiológico ou Ringer Lactato) para reanimação, até 3,5 litros, enquanto espera pelo sangue. Não há evidências para apoiar o uso de coloides.

A massagem uterina ou compressão bimanual podem retardar e reduzir a perda de sangue. Embora não haja evidências, mas é apoiado por consenso profissional, a massagem uterina ou compressão bimanual podem retardar e reduzir a perda sanguínea. Um nível de fibrinogênio > 2 g/l deve ser mantido com o uso de crioprecipitado e/ou concentrado de fibrinogênio.

Os médicos seniores que antecipam a necessidade de terapia com componentes reduzem o intervalo de tempo devido ao descongelamento. Com a infusão precoce de 15 ml/kg de PFC, a falha hemostática pode ser evitada. Os produtos devem ser posteriormente titulados de acordo com os resultados da coagulação. As técnicas viscoelásticas (TEG®, ROTEM®) podem fornecer orientação em um tempo muito mais curto do que os testes de laboratório.

Doses de medicamentos			
Uterotônicos		**Vasopressor**	
Oxitocina	5 IU injetado lentamente EV Infusão de 10 IU por hora	Efedrina	6-12 mg EV
		Metaraminol	0,5-1 mg EV
Ergotamina	500 mcg IM ou EV lento	Fenilefrina	25-50 mcg EV
Misoprostol	400-1.000 mcg PR/SL	Vasopressina	0,5-1,0 IU EV
Carboprost	250 mcg IM/intrauterino (15 minutos, máx. 8 doses)		

Alternativamente, 250 mcg de ergotamina pode ser administrada IM ou EV lento por 5 minutos, até um máximo de 1 mg na ausência de contraindicações.

Causas da HPP
Tônus - atonia uterina
Trauma - trato genital
Tecido - produtos retidos
Trombina - coagulopatia

Opções de tratamento cirúrgico
Tamponamento com balão
Cinta de sutura
Ligadura/oclusão/embolização
(artérias uterinas/ilíacas)
Histerectomia

Números de telefone de emergência na última página

COLAPSO MATERNO

1. Peça ajuda, comunique-se e delegue.

2. Avalie estado de consciência, respiração e circulação.

3. Se não houver pulso, inicie a RCP, use o deslocamento do útero à esquerda e prepare-se para um possível parto iminente.

4. Coloque os condutores do monitor, confirme o ritmo cardíaco e selecione o protocolo de parada relevante na aba 01 ou aba 02.

5. Intube precocemente e ventile com O_2 a 100%.

6. Estabeleça o acesso EV com dois acessos calibrosos.

7. Reveja os 4Hs 4Ts visando primeiro os eventos de gravidez.

8. Trate imediatamente qualquer causa reversível.

9. Se a gravidez for > 24 semanas e sem retorno à circulação espontânea, faça o parto após 4 minutos.

10. Informe e apoie a equipe de reanimação.

Números de telefone de emergência na última página

COLAPSO MATERNO

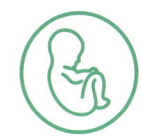

Esteja ciente das diferenças de reanimação materna:
Deslocamento uterino, intubação precoce e parto potencial.

A intubação precoce reduz o risco de broncoaspiração.

A reanimação materna requer muitas mãos – a delegação de funções-chave, como vias aéreas, compressões, deslocamento uterino, acesso venoso, tempo e documentação, é vital. A inclinação lateral não é mais recomendada.

Causas comuns	Causas incomuns
Parto menos provável	**Parto mais provável**
Vasovagal	Embolia pulmonar
Bloqueio epidural/raquidiano alto (aba 01)	Ruptura uterina
Toxicidade por AL (aba 20)	Embolia por líquido amniótico
Hemorragia (aba 17)	Evento cardíaco (aba 01)
Overdose de drogas	Evento cerebral
Hipoglicemia	Anafilaxia (aba 06)
Doença hipertensiva da gravidez	

Para doença hipertensiva da gravidez:
Inicie terapia com sulfato de magnésio para convulsões
Dose inicial de 4 g em 15 minutos (1 g = 4 mmol Mg)
Infusão de 1 g/h por 24 horas
Use bolus de 2 g se as convulsões persistirem

As equipes de reanimação cardiopulmonar materna devem praticar regularmente. Um *kit* de parto *perimortem* deve ser mantido no carrinho de reanimação. O médico mais experiente realiza a cesariana com uma incisão que permite o parto mais rápido.

A reanimação materna é traumática para todos os envolvidos, incluindo a equipe e os familiares. Reuniões e aconselhamento profissional de apoio são recomendados.

Números de telefone de emergência na última página

REANIMAÇÃO NEONATAL SUPORTE DE VIDA PARA RECÉM-NASCIDOS

1. Inicie o cronômetro.
2. Seque, aqueça e cubra o bebê para manter a temperatura.
3. Avalie a cor, o tônus, a respiração e a frequência cardíaca.
4. Se hipotônico, respiração agônica ou apneia, abra as vias aéreas, dê 5 ventilações utilizando ar ambiente.
5. Se não houver melhora na frequência cardíaca ou no movimento do tórax, peça ajuda e delegue tarefas (monitor de SpO_2 +/- ECG).

60s

6. Reposicione a cabeça, reveja as manobras das vias aéreas e repita as ventilações.
7. Se ainda assim não houver resposta, visualize a faringe, verifique se há obstrução, aspire suavemente, se indicado, e intube. Aumente a FiO_2.
8. Uma vez que a ventilação foi estabelecida, se a frequência cardíaca estiver abaixo de 60/min, inicie as compressões torácica – use uma relação de 3:1 entre compressão e ventilação.
9. Objetive 120 eventos/min – 90 compressões, 30 respirações.
10. Reavalie a cada 30 s e, se não houver resposta, administre 10-30 mcg de adrenalina EV
11. Na presença de hipovolemia ou perda de sangue conhecida, 10 ml/kg de cristaloide isotônico ou sangue podem ser administrados e repetidos, se indicado.
12. Dependendo do desfecho, notifique a unidade neonatal e prepare-se para o relatório para a equipe e a família.

Números de telefone de emergência na última página

REANIMAÇÃO NEONATAL SUPORTE DE VIDA PARA RECÉM-NASCIDOS

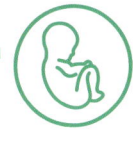

Uma ventilação é feita com 2 a 3 segundos de duração e pressão de 15 a 30 cm H_2O.
Se houver aumento da frequência cardíaca, continue ventilando a uma taxa de 30-40/min até que haja ventilação espontânea adequada.

Comece a reanimação com ar ambiente e suplemente o oxigênio se não responder. Evite a hiperóxia.

Se ainda não houver movimento do tórax após 60 s, tente as seguintes **manobras** para aumentar a eficácia:
- Reposicionamento da cabeça (neutra)
- Tração mandíbular (*Jaw thrust* – pode exigir assistência)
- Cânula orofaríngea (por ex., Guedel)
- Laringoscopia +/- aspiração +/- intubação

A aspiração orofaríngea delicada é preferida – a aspiração nasofaríngea está associada à bradicardia.

Confirme a aeração e ventilação pulmonar antes de prosseguir para o suporte circulatório. Use uma taxa de compressão-ventilação de 3:1. Evite a aplicação simultânea de compressão e ventilação, parando ligeiramente a cada respiração.

A cor não é um indicador confiável de SpO_2, mas a palidez pode indicar acidose ou anemia. A SpO_2 logo após o nascimento deve ser de 60%, aumentando para 90% em 10 minutos – consulte a tabela.

A ventilação e a compressão torácica falham em reanimar menos de 1 em cada 1.000 bebês.

A dose de adrenalina é de 10 mcg/kg, mas pode ser aumentada para **30 mcg/kg** se a dose mais baixa não for eficaz. O bicarbonato não é recomendado.

SpO_2 pré-ductal aceitável	
2 min	60%
3 min	70%
4 min	80%
5 min	85%
10 min	90%

Os cuidados pós-reanimação são semelhantes aos de adultos: evite hiperóxia, mantenha $EtCO_2$ e a glicemia sanguínea normais.

A hipotermia terapêutica, iniciada dentro de 6 horas após o nascimento, ainda é recomendada para aqueles com encefalopatia anóxica.

Números de telefone de emergência na última página

TOXICIDADE SISTÊMICA POR ANESTÉSICO LOCAL

1 Interrompa a administração de anestésico local.

2 Peça ajuda, comunique-se e delegue. Peça a emulsão lipídica.
A emulsão lipídica é mantida:

3 Avalie o ritmo cardíaco e a presença de pulso – se houver parada circulatória, inicie a RCP e alerte a equipe de circulação extracorpórea.

4 Revise as vias aéreas, intube se indicado e use O_2 a 100%.

5 Confirme ou proteja o acesso EV e trate quaisquer convulsões.

6 Administre 1,5 ml/kg de emulsão lipídica a 20% e comece a infusão.

7 Se houver hipotensão ou arritmias, siga o tratamento padrão. Esteja ciente de doses alteradas e medicamentos a serem evitados.

8 Persista com a RCP e considere a circulação extracorpórea se houver falha em responder.

Números de telefone de emergência na última página

TOXICIDADE SISTÊMICA POR ANESTÉSICO LOCAL

Se não houver parada circulatória, use medidas de suporte convencionais para manter a estabilidade hemodinâmica. A amiodarona pode ser usada para a irritabilidade ventricular, mas a lidocaína e outros agentes antiarrítmicos classe 1B devem ser evitados. Consulte a aba 01 ou aba 34 para obter a dosagem. **Evite betabloqueadores, bloqueadores dos canais de cálcio e vasopressina.**
Esteja preparado para suporte avançado de vida prolongado devido à duração da ligação miocárdica do agente AL.

Dosagens de medicamentos			
Anticonvulsivantes	**Dose**	**Paciente de 70 kg**	**Paciente de 20 kg**
Midazolam	0,05-0,1 mg/kg	2-5 mg	1-2 mg
Diazepam	0,1-0,2 mg/kg	2-5 mg	1-2 mg
Tiopental	1 mg/kg	50 mg	20 mg
Propofol*	0,5-2 mg/kg	30-50 mg	10-20 mg

Repita a dose em bolus, se necessário. *O propofol deve ser evitado em caso de instabilidade cardiovascular.

Regime de emulsão lipídica

Imediatamente Bolus de 1,5 ml/kg por 1 minuto (100 ml em adultos).
Comece a infusão de 15 ml/kg/h (1.000 ml por hora em adultos).

Em 5 minutos Repita a dose em bolus e duplique a taxa de infusão se não houver resposta.

Permita um total de três doses em bolus com 5 minutos de intervalo. Dose cumulativa máxima 8-12 mg/kg.

Anestésico local	Dose máx. sem adrenalina (mg kg^{-1})	Dose máx. com adrenalina (mg kg^{-1})
Lidocaína	3	7
Bupivacaína	2	2
Ropivacaína	3	3
Ropivacaína	6	9
Mepivacaína	7	7

A dose máxima segura pode variar de acordo com a fonte e é apenas um guia. O potencial de toxicidade depende do local, da taxa de injeção, do uso de vasoconstritor, da taxa de absorção, do tipo de AL e do seu processo de eliminação.

Números de telefone de emergência na última página

HIPERCALEMIA

1. Estabeleça monitoramento cardíaco e acesso venoso.

2. Verifique possível erro de coleta e repita a amostra.

3. Interrompa qualquer fonte de administração de K^+.

4. Reveja a história clínica, os níveis sanguíneos de K^+ prévios, a cardioscopia e a estabilidade clínica para determinar se o tratamento imediato é indicado.

5. Se $K^+ > 6,5$, alteração eletrocardiográfica ou instabilidade, use a terapia medicamentosa da tabela ao lado para estabilizar o miocárdio e transferir o K^+ para as células.

6. Inicie a nebulização com 10-20 mg de salbutamol e hiperventile se o paciente estiver sendo ventilado mecanicamente.

7. Se estiver urinando, administre solução salina com 20-80 mg de furosemida EV para aumentar a eliminação.

8. Verifique o K^+ e a glicose no sangue em intervalos de 30-60 minutos por até 6 horas.

9. Se os níveis permanecerem altos em 60 minutos, repita as etapas 5 a 7 e considere a hemodiálise urgente.

10. Fatores precipitantes reversíveis corretos listados ao lado.

Números de telefone de emergência na última página

HIPERCALEMIA

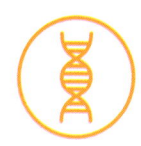

Exclua erros de amostra repetindo a análise a partir de um novo local, mas não espere pelos resultados para implementar o tratamento, principalmente se o nível exceder 6,5 mmol/l (dependendo da taxa de aumento de K^+), houver alterações ou instabilidade hemodinâmica.

Terapia EV para hipercalemia com risco de vida		
Medicamento	**Adulto**	**Pediátrico**
Cloreto de cálcio (central)	5-10 ml a 10%	0,2 ml/kg a 10% por 5 min
Gluconato de cálcio (periférico)	15-30 ml a 10%	1 ml/kg a 10% por 3-5 min
$NaHCO_3$ (apenas na acidose)	50 ml	1 2 mEq/kg
Glicose	25-50 ml a 50%	0,5 g/kg a 25% (2 ml/kg)
Insulina	10 unidades	0,1 unidade/kg

Salvo indicação em contrário na tabela, todos os medicamentos são administrados por injeção EV lenta.

O cloreto de cálcio é altamente irritante para as veias e geralmente administrado por meio de acesso venoso central. O gluconato de cálcio tem aproximadamente um terço da potência do cloreto, mas é adequado para administração periférica. Atua estabilizando o miocárdio.

Até 200 mEq de $NaHCO_3$ podem ser administrados no adulto, se houver acidose. O bicarbonato age promovendo o deslocamento intracelular de K^+, mas não é eficaz com pH normais.

Os fatores precipitantes incluem:
trauma
queimaduras
suxametônio (queimaduras, lesão medular, doença neurológica)
hipertermia maligna
acidose
insuficiência renal crônica
reperfusão de órgão após a liberação da pinça
hemólise/transfusão maciça
medicamentos

Evite: suxametônio
acidose respiratória
solução de Hartmann

Números de telefone de emergência na última página

HIPERTERMIA MALIGNA (HM)

1. Peça ajuda, comunique-se e delegue. Solicite a caixa de manejo de HM ou o Dantrolene.

   A caixa HM é mantida:

2. Interrompa qualquer agente volátil e remova o vaporizador.

3. Aloque os cartões de tarefas da caixa.

4. **Administre dantrolene até que a crise passe.**

5. Hiperventile com O_2 de alto fluxo a 100% (> 10 l/min).

6. Não perca tempo com a mudança do circuito, mas use filtros de carvão ativado (se disponíveis) em ambos os membros do circuito."

7. Mantenha a anestesia com anestesia venosa total.

8. Insira a linha arterial e considere o CVC.

9. Resfrie ativamente o paciente se Temp > 38,5 °C.

10. Trate a hipercalemia, a acidose e as arritmias associadas.

11. Mantenha o débito urinário > 2 ml/min.

12. Monitore com gasometria arterial, eletrólitos e temperatura e prepare para a UTI.

Números de telefone de emergência na última página

HIPERTERMIA MALIGNA (HM)

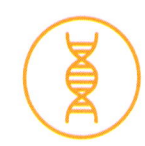

Sinais de HM		
Precoces	**Desenvolvimento**	**Tardios**
$EtCO_2$ elevado Espasmo do masseter Taquicardia Arritmia	Acidose Elevação de temperatura Instabilidade cardiovascular Hipercalemia	Colúria ↑↑ CK Coagulopatia ↓ SpO_2 Parada cardíaca

> **Administre 2,5 mg/kg de dantrolene EV, repita a cada 10-15 min até que a crise passe.** O dantrolene exige equipe dedicada para o preparo. Misture cada frasco de 20 mg com 60 ml de água estéril. Mobilize dantrolene adicional, pois cada dose pode exigir 8-10 frascos. Como alternativa, use 250 mg de Ryanodex (novo dantrolene) reconstituído com 5 ml de água.

A hipercalemia é tratada de acordo com o protocolo da aba 21.
Mantenha o débito urinário > 2 ml/kg/h.
Cada frasco de dantrolene contém 3 g de manitol. O Ryanodex (novo dantrolene) contém 125 mg de manitol.
Considere o tratamento da acidose com **$NaHCO_3$ a 8,4%** apenas se houver hipercalemia associada.

Arritmias podem exigir:
3-4 mg/kg de amiodarona EV lento
1-2 mg/kg de lidocaína EV
1-2 mg de metoprolol EV prn

> O dantrolene pode interagir com bloqueadores dos canais de cálcio, levando ao colapso cardiovascular associado à hipercalemia acentuada.

O resfriamento ativo inclui:
Lavagem intra-abdominal (solução salina a 4 °C)
Fluidos EV resfriados
Compressas frias e gelo
Redução da temperatura da sala de operação

A análise bioquímica do sangue inclui hemograma, eletrólitos, gasometrias arteriais, CPK, perfil de coagulação e níveis de mioglobina.

* As diretrizes do Reino Unido recomendam mudança de circuito e paralisação do paciente com relaxante não despolarizante.

Números de telefone de emergência na última página

LISTA DE VERIFICAÇÃO DE EVENTO TERMINAL – OS 10 Ts

1. **T**ubos – circuito ou inserção, patência e integridade das vias aéreas.

2. Hemorragia **T**orrencial.

3. **T**riptase – parada cardíaca induzida por anafilaxia.

4. Ritmo **T**erminal – doença cardíaca primária.

5. **T**amponamento – traumático ou cirúrgico.

6. Pneumotórax hiper**T**ensivo.

7. **T**rombo – cardíaco, pulmonar, líquido amniótico, ar ou gordura.

8. **T**óxico – drogas, eletrólitos, distúrbio metabólico.

9. Bloqueio raquidiano **T**otal.

10. **T**umor – edema intracraniano e ↑PIC.

Os 10Ts são uma lista de verificação perioperatória, orientada à anestesia, para os médicos que lidam com uma crise anestésica quando o diagnóstico não foi estabelecido.

Números de telefone de emergência na última página

RESULTADO DA CRISE

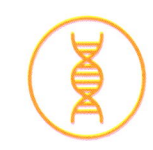

1. Contate um colega sênior ou médico de plantão para obter assistência.
2. Estabeleça cuidados pós-crise adequados e contínuos ao paciente.
3. Em caso de morte, cumpra as obrigações legais e notifique o legista.
4. Guarde medicamentos e equipamentos utilizados.
5. Quando o paciente ficar com alguma lesão, informe-o assim que o estado de consciência permitir.
6. Em todos os casos, notifique prontamente e com precisão os parentes próximos, com uma abordagem de equipe bem planejada, usando funções claramente delineadas, expressões de pesar ou desculpas, quando apropriado.
7. Estabeleça canais de comunicação para apoio ao paciente/à família.
8. Realize uma sessão de esclarecimento para todos os funcionários imediatamente após o evento e repita nos dias seguintes, se necessário.
9. Preencha os registros e toda a documentação do caso.
10. O anestesista também deve escrever um relato pessoal.
11. O anestesista e sua família devem ser bem apoiados e monitorados de perto após a crise.
12. Arquive relatórios para incidentes críticos relevantes e agências de seguros em nível local e nacional.
13. Considere ≥ 24 horas de abstenção de funções para o anestesista envolvido.
14. Realize análises de causa raiz e implemente recomendações.

Números de telefone de emergência na última página

O COLEGA AFETADO

O praticante afetado, que enfrenta problemas de saúde mental, declínio cognitivo, dissolução de relacionamento ou reação de luto pode ser encorajado com sucesso a buscar ajuda por meio de uma abordagem informal de um colega preocupado. No entanto, para casos de uso de substâncias, dependência ou má conduta profissional, seguir o protocolo abaixo pode ser mais apropriado.

1. Solicite ajuda para gerenciar a reunião inicial. Avalie cuidadosamente quem é mais adequado para fazer a abordagem.
2. Tenha todas as evidências de suporte documentadas com antecedência.
3. Avalie todas as obrigações legais e médicas do conselho.
4. Inclua a avaliação de risco nos preparativos pré-reunião.
5. Mostre compaixão e não reaja, julgue ou tente diagnosticar.
6. Peça ao sujeito para ouvir todas as informações antes de responder.
7. Use a linguagem com cuidado, mantenha frases simples, apresente os fatos objetivamente, mas esteja preparado para a negação defensiva.
8. Reconheça o desconforto, mas enfatize o desejo de ajudar.
9. Promova um sentimento de esperança, assegurando-lhes a disponibilidade e o fornecimento de tratamento adequado.
10. Tenha recursos profissionais disponíveis, garantindo que uma pessoa de apoio esteja presente imediatamente após a reunião.

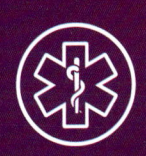

PREVENÇÃO DE CRISE

Conteúdo

Dessaturação

Hipertensão

Hipotensão

Taquicardia

Bradicardia

Aumento do CO_2 expirado

Diminuição do CO_2 expirado

Pressão elevada das vias aéreas

Dosagem de medicamentos • Infusões EV

15 pontos de verificação do aparelho de anestesia

Verificação pré-indução

DESSATURAÇÃO
Lista de verificação de diagnóstico

↓ Suprimento de O₂ aos pulmões

Verifique o suprimento de O₂ - siga as linhas a partir da tomada da parede ou dos cilindros até o paciente.

Falha no suprimento de oxigênio
Obstrução/desconexão do circuito
Fluxo de gases frescos baixo ou inadequado
Mau funcionamento/configuração do ventilador
Posição das vias aéreas/obstrução/trauma
Intubação seletiva endobrônquica
Tampão de expectoração/corpo estranho
Laringospasmo/broncospasmo
Apneia/hipoventilação

↓ Suprimento de sangue aos pulmões

Parada cardíaca
Insuficiência cardíaca
Anafilaxia
Embolia pulmonar
Cardiopatia congênita
Shunt cardíaco direito-esquerdo

Troca de oxigênio prejudicada ou aumento do *shunt* pulmonar

Ventilação monopulmonar
Edema pulmonar
Broncoaspiração
Contusão
Atelectasia
Pneumotórax
Pneumoperitônio
Pneumonia/abscesso
Sepse/Síndrome da Angústia Respiratória do Adulto
Doença pulmonar intersticial
DPOC

Artefato

Hipotermia
Má circulação periférica
Deslocamento do sensor

Mais comum

Deslocamento do sensor
Apneia/hipoventilação
Posição do tubo
Laringospasmo

Números de telefone de emergência na última página

DESSATURAÇÃO
Vias de diagnóstico

- Verifique se o oxigênio está ligado, confirme a FiO_2, ajuste para 100% e exclua sistematicamente as causas mais comuns (canto inferior esquerdo).
- Visualize simultaneamente a cor do paciente, enquanto verifica a circulação periférica, a temperatura, as unhas e a posição do sensor para avaliar a validade da leitura.
- Analise o formato das ondas de SpO_2 e $EtCO_2$ durante a ventilação manual para testar a integridade do circuito e a complacência pulmonar.

Se a forma de onda de CO_2 estiver ausente ou alterada

- Exclua intubação esofágica, desconexão ou baixo débito cardíaco.
- Confirme se o dispositivo da via aérea está posicionado adequadamente e se o paciente está ventilando. Verifique expansão do balão, o modo ventilatório e a configuração do ventilador.
- Verifique se há laringospasmo, broncospasmo grave, tubo dobrado, tampão de expectoração ou secreções – aspire as vias aéreas e considere a broncoscopia.

Se a forma de onda de CO_2 estiver inalterada

- Verifique o suprimento de O_2 – siga as linhas a partir da tomada da parede ou dos cilindros até o paciente.
- Confirme o fluxo de gás fresco apropriado.
- Exclua intubação seletiva endobrônquica.
- Examine o tórax, as veias do pescoço e revise a radiografia do tórax, se disponível. Considere *shunt* pulmonar e suas causas listadas ao lado.
- Se apropriado e a cirurgia permitir, posicione a cabeça do paciente para cima para auxiliar a mecânica respiratória, enquanto trabalha com a lista de verificação de diagnóstico.
- Se a dessaturação persistir, peça ajuda e reveja as etapas juntos.

Números de telefone de emergência na última página

HIPERTENSÃO
Lista de verificação de diagnóstico

Anestesia
Intubação/despertar
Superficialização anestésica
Analgesia inadequada
Hipóxia
Hipercarbia
Hipertermia maligna
Efeito do medicamento
Dose incorreta do medicamento
Interação medicamentosa
Altura/calibração do transdutor

Cirurgia
Aplicação de torniquete
Pinçamento da aorta
Endarterectomia de carótida
Estimulação de barorreceptor

Paciente
Hipertensão essencial
Bexiga cheia
Pré-eclâmpsia
Doença renal
Feocromocitoma
Tempestade tireoidiana
Pressão intracraniana elevada

Mais comum
Analgesia inadequada
Anestesia/analgesia inadequadas
Medicamentos
Hipertensão essencial

Números de telefone de emergência na última página

HIPERTENSÃO
Vias de diagnóstico

- Estabeleça a validade da leitura – verifique o equipamento, incluindo a altura e zeragem do transdutor.

- Execute uma verificação POAC dos monitores: **P**A/FC, **O**xigênio, **A**gente Anestésico, **C**O_2/FR.
  Isso ajuda a confirmar um paciente oxigenado, ventilado e anestesiado.

- Determine se há atividade cirúrgica estimulante.
  Use analgésico adicional, se apropriado.

- Verifique a administração acidental de vasopressor: AL com adrenalina, infusões de vasopressores ou erro de medicamento.

- Verifique o tempo do torniquete e o volume da bexiga.

- Depois de trabalhar sistematicamente com a lista de verificação de diagnóstico e tratar as causas reversíveis, considere a farmacoterapia EV descrita abaixo.

Categoria	Medicamento		
Betabloqueadores	Metoprolol	Atenolol	Esmolol
Bloqueadores alfa	Fentolamina	Labetalol*	
Alfa-agonistas	Clonidina		
Vasodilatadores	Nitroglicerina	Hidralazina	Nitroprussiato
Antagonista do cálcio	Nicardpina	Diltiazem	Clevidipina
Inibidores da ECA	Enalapril		
Receptor de dopamina D_1	Fenoldopam		

Os betabloqueadores devem ser considerados apenas para o controle da PA na toxicidade por catecolaminas (por ex., feocromocitoma) **após o bloqueio alfa agonista ser estabelecido**, uma vez que, na ausência de vasodilatação mediada por beta 2, a vasoconstrição mediada por alfa agonistas sem oposição pode levar a crise hipertensiva grave ou edema pulmonar.

*Labetalol é um bloqueador misto de receptor alfa e beta.

Para obter a dosagem de medicamentos aba 34.

Números de telefone de emergência na última página

HIPOTENSÃO
Lista de verificação de diagnóstico

↓ Pré-carga
Perda de sanguínea
Diminuição do retorno venoso
Pneumoperitônio
Desidratação
Extravasamento capilar
Pressão intratorácica elevada
Tamponamento
Embolia
Posição do paciente
Gravidez (compressão da VCI)

↓ Contratilidade
Medicamentos (inclusive agentes voláteis)
Cardiopatia isquêmica
Miocardiopatia
Miocardite
Arritmia
Doença cardiovascular
Aumento repentino da pós-carga

↓ Resistência vascular sistêmica
Agentes voláteis/analgésicos/vasodilatores
Medicamentos anti-hipertensivos (inibidores da ECA, BRAs)
Bloqueio regional
Anafilaxia
Sepse/manipulação de tecido infectado
Pós-circulação extracorpórea
Neuropatia
Torniquete/liberação de clampeamento
Doença de Addison
Doença da tireoide
Cimento ósseo

Mais comum
Agente anestésico
Analgésicos
Bloqueio regional
Hipovolemia, sangramento
Pressão intratorácica elevada

Números de telefone de emergência na última página

HIPOTENSÃO
Vias de diagnóstico

- Observe o paciente, verifique o ritmo cardíaco, valide a leitura da PA e analise o formato da onda de capnografia para avaliar a gravidade da queda de pressão.
- Se o pulso não for detectado, inicie o protocolo de parada cardíaca [aba 01] ou [aba 02].
- Em qualquer cirurgia minimamente invasiva ou com uso de escopias, sempre suspeite de traumatismo relacionado aos trocartes e hemorragia – verifique a Hb precocemente.
- Para hipotensão leve a moderada, considere deixar a cabeça para baixo ou elevar a perna, verifique a pressão das vias aéreas, reveja a FiO_2 e corrija as causas comuns (canto inferior esquerdo).
- Para hipotensão persistente, inesperada ou grave, considere a colocação de monitoramento invasivo e ecocardiografia para auxiliar no diagnóstico.
- Use as informações do monitor (abaixo) para estabelecer a pré-carga, a contratilidade ou a contribuição da RVS para a hipotensão. Trabalhe sistematicamente com a lista de verificação de diagnóstico para cada categoria.

Descobertas	Diagnóstico	Tratamento
VDFVE baixo **VPP VVS**[†] > 12% **PVC**[*] tendência de queda	Perda de volume Pré-carga diminuída	Verifique Hb, administre cristaloide ou sangue Trate a causa subjacente
VDFVE baixo **VPP VVS** > 12%[**] **PVC** tendência de alta, SvO_2 ↓ **Volume sem resposta**	Falência de VD isolado Embolia • Tensão • Tamponamento Infarto • Pós-circulação extracorpórea • Doença pulmonar	Inotrópicos, vasodilatadores pulmonares Trombólise, trombectomia Cirurgia ± suporte mecânico Trate a causa subjacente
VDFVE normal **VPP VVS** < 12% **FVE** normal/hiperdinâmica	Baixa RVS Sepse precoce	Vasopressores Trate a causa subjacente
VDFVE normal para alta, **PPV SVV** < 12% **FVE** decrescente	Sepse precoce	Inotrópicos *Stents*, BIA Suporte mecânico Trate a causa subjacente
VDFVE normal **PPV SVV** < 12% **FVE** normal/decrescente **RVS** baixa	Pós-circulação extracorpórea Sepse grave ou tardia	Inotrópicos, BIA, DAVE Vasopressores Trate a causa subjacente

[*] Embora ainda amplamente utilizado, os estudos mostraram que a PVC não é um indicador confiável de volume.
[**] Pode ser > 15% com pneumotórax hipertensivo ou tamponamento.
[†] Cálculo da VPP da VVS com base no paciente ventilado, usando volumes correntes de 8-10 ml/kg de peso corporal ideal.

VDFVE = volume diastólico final do ventrículo esquerdo
VPP = variação de pressão de pulso
VVS = variação do volume sistólico
PVC = pressão venosa central
RVS = resistência vascular sistêmica
FVE = função ventricular esquerda

Números de telefone de emergência na última página

TAQUICARDIA
Lista de verificação de diagnóstico

Causas primárias
Cardiopatia isquêmica
Pós-cirurgia cardíaca
Cardiomiopatia
Vias de condução acessórias
Síndrome do nó sinusal
Insuficiência cardíaca congestiva
Miocardite
Pericardite
Doença valvular
Cardiopatia congênita

Causas secundárias
Hipovolemia
Profundidade anestésica
Drogas incluindo anestésico local com adrenalina
Ansiedade
Anafilaxia
Distúrbios eletrolíticos
Tamponamento
Pneumotórax/Auto-PEEP
Sepse
Hipertiroidismo
Doença pulmonar
Hipertermia maligna

Mais comum
Ansiedade
Intubação
Profundidade da anestesia
Medicamentos
Hipovolemia

Números de telefone de emergência na última página

TAQUICARDIA
Vias de diagnóstico

- Execute uma verificação POAC dos monitores: **P**A/FC, **O**xigênio, **A**gente Anestésico e **C**O_2/FR. Isso ajuda a confirmar um paciente oxigenado, ventilado e anestesiado e pode indicar a gravidade da alteração hemodinâmica.

- Administre O_2 a 100%, até que a taquicardia seja resolvida e o paciente esteja estável

- **Se houver incerteza diagnóstica e perfusão comprometida (frequência geralmente > 150), a cardioversão elétrica sincronizada é indicada.** Peça ajuda especializada.

- Use a largura, a regularidade e a frequência do ECG para determinar se é uma taquiarritmia de QRS estreito/largo ou taquicardia sinusal associada à anestesia e à intervenção cirúrgica.

- Se for taquicardia sinusal, revise as causas mais comuns primeiro (canto inferior esquerdo). Verifique se o cirurgião administrou anestésico local com adrenalina.

- Se for uma taquiarritmia e a hemodinâmica permitir, siga as diretrizes de ressuscitação:

ECG	QRS Estreito	QRS Largo
Regular	Manobras vagais Adenosina **Alternativas** Betabloqueadores Diltiazem Verapamil	**Taquicardia ventricular** Amiodarona Procainamida Sotalol Lidocaína* **TSV com aberrância de condução** Tratar como complexo estreito
Irregular	**Controle de frequência** Betabloqueador Diltiazem Verapamil Digoxina **Controle de ritmo** Amiodarona Flecainida Procainamida	*Torsade de Pointes* Magnésio **FA com pré-excitação** Amiodarona Evite medicamentos bloqueadores de AV **FA com aberrância** Tratar como complexo estreito

Trate o distúrbio eletrolítico, interrompa os medicamentos que prolongam o intervalo QT, faça a triagem para intoxicação. Evite medicamentos bloqueadores de nó atrioventricular em taquicardia de complexo largo se o diagnóstico for incerto.
*Lidocaína é menos eficaz. Use apenas se outros estiverem indisponível.
Evite verapamil com betabloqueadores.

Para obter a dosagem de medicamentos aba 34.

Números de telefone de emergência na última página

BRADICARDIA
Lista de verificação de diagnóstico

Causas primárias
- Cardiopatia isquêmica
- Doença do nó sinusal
- Degeneração do sistema de condução
- Doença valvular
- Miocardite
- Cardiomiopatia prévia
- Pós-cirurgia cardíaca
- Distúrbios de condução hereditários
- Aptidão fisiológica

Causas secundárias
- Distúrbios hidreletrolíticos
- Medicamento antiarrítmico
- Anestesia
- Hipotireoidismo
- Hipotermia
- Síndrome vasovagal
- Pressão intracraniana aumentada

Causas anestésicas
- Hipóxia
- Agente volátil
- Relaxante muscular
- Narcótico
- Anticolinesterase
- Bloqueio raquidiano alto/epidural
- Reflexo vasopressor

Mais comum
- **Relacionado ao medicamento**
- **Vasovagal**
- **Anestesia raquidiana**
- **Preparo físico**

Números de telefone de emergência na última página

BRADICARDIA

Vias de diagnóstico

- Execute uma verificação POAC anestésica dos monitores: **P**A/FC, **O**xigênio, **A**gente Anestésico, **C**O$_2$/FR.
- Exclua hipóxia, estimulação vagal e considere aumentar a FiO$_2$.
- Use a tabela abaixo para determinar os valores normais para a faixa etária e o preparo físico antes de decidir o tratamento.
- Se o paciente estiver normotenso e bem perfundido, nenhuma iniciativa de tratamento imediata é necessária até que o diagnóstico seja feito.
- Procure as causas comuns primeiro e, em seguida, verifique sistematicamente as possibilidades na lista de verificação de diagnóstico.
- Se o paciente estiver com hipotensão sintomática, má perfusão ou a FC cair abaixo do limite inferior para idade e preparo físico, considere o seguinte:

20 mcg/kg de atropina   2-4 mg EV de glucagon
5 mcg/kg glicopirrônio   (Para reversão de betabloqueador)

2-10 mcg/min adrenalina   1 g de cloreto de cálcio EV
2-20 mcg/kg/min de dopamina   (Para toxicidade do bloqueador de cálcio)
5 mcg/min de isoprenalina

Estimulação transcutânea ou transvenosa

If there is no immediate response and EtCO$_2$ falls below 20mmHg start CPR and follow PEA arrest protocol [tab 02].

Valores normais para frequência cardíaca (batimentos/minuto)		
Idade	**Repouso**	**Acordado**
Recém-nascidos de 0 a 1 mês	90 - 160	100 - 205
Bebês de 1 a 11 meses	90 - 160	100 - 190
Crianças 1 a 2 anos	80 - 120	100 - 140
Crianças 3 a 5 anos	65 - 100	80 - 120
Crianças 6 a 11 anos	60 - 90	75 - 120
Crianças maiores de 12 anos	50 - 90	60 - 100
Atletas	40 - 60	N/A

Nota: os intervalos variam significativamente de acordo com as populações e fontes.

Números de telefone de emergência na última página

AUMENTO DO CO_2 EXPIRADO
Lista de verificação de diagnóstico

↑ **Produção**	**Endógena**	Sepse
		Hipertermia maligna
		Tempestade tireoidiana
		Reperfusão
		Tremores
	Exógena	Administração de bicarbonato
		Insuflação de CO_2
		Nutrição parenteral
		CO_2 no fluxo de gás fresco
		Cal sodada esgotada
↓ **Eliminação**	**Circuito**	Obstrução das vias aéreas
		Fluxo de gás fresco inadequado
		Mau funcionamento da válvula no circuito
		Configurações incorretas do ventilador
	Pulmões	Hipoventilação espontânea
		Broncospasmo
		Doença crônica das vias aéreas
	Mais comum	**Hipoventilação espontânea**
		Cal sodada esgotada
		Configuração de fluxo de gás fresco
		Configuração do ventilador

Números de telefone de emergência na última página

AUMENTO DO CO_2 EXPIRADO
Vias de diagnóstico

- Execute uma verificação POAC do monitor: **P**A/FC, **O**xigenação, **A**gente Anestésico, **C**O_2/FR. Analise a forma de onda de CO_2.

- Analise as doses dos medicamentos e a profundidade anestésica.

- Verifique a cal sodada e a temperatura do paciente.

- Obedeça a configuração correta do fluxo de gás fresco para o tipo de circuito, bem como o tamanho e a condição do paciente.

- Verifique se o modo do ventilador é apropriado e se as configurações estão corretas.

- As etapas anteriores eliminarão as causas mais comuns. Se o aumento de CO_2 persistir, trabalhe sistematicamente através da lista de verificação de diagnóstico.

Números de telefone de emergência na última página

DIMINUIÇÃO DO CO₂ EXPIRADO
Lista de verificação de diagnóstico

↓ **Produção**	Hipotermia
	Hipotireoidismo
↑ **Eliminação**	Hiperventilação espontânea
	Configuração incorreta do ventilador
↓ **Ventilação alveolar**	Obstrução do tubo endotraqueal
	Má inserção do dispositivo de via aérea
	Laringospasmo
	Broncospasmo grave
	Espaço morto
↓ **Fluxo sanguíneo pulmonar**	Hipotensão grave
	Anafilaxia
	Parada cardíaca
	Tamponamento cardíaco
	Embolia pulmonar ou aérea
	Pneumotórax hipertensivo
Diluição de amostragem	Arrastamento
	Colocação inadequada do tubo coletor
	Fluxos elevados de gases frescos
Sem forma de onda EtCO₂	Intubação esofágica
	Desconexão
	Sem ventilação
	Sem amostragem
Mais comum	**Hiperventilação**
	Volume corrente inadequado
	Laringospasmo
	Colocação incorreta das vias aéreas
	Hipotensão

Números de telefone de emergência na última página

DIMINUIÇÃO DO CO$_2$ EXPIRADO
Vias de diagnóstico

- Execute uma verificação POAC do monitor: **P**A/FC, **O**xigênio, **A**gente Anestésico e **C**O$_2$/FR.
  Isso ajudará a confirmar o nível de oxigenação, anestesia e analgesia, e a indicar se há hipotensão significativa

- Examine a EtCO$_2$. Se NÃO houver curva, aja imediatamente para excluir a intubação esofágica, desconexão ou falha do ventilador.

- Verifique se a linha de amostragem está conectada e patente.

- Examine o paciente. Verifique o posicionamento do dispositivo das vias aéreas e o padrão ventilatório para excluir laringospasmo, deslocamento do tubo ou volumes correntes insuficientes.

- Essas etapas eliminam as causas mais comuns. Se o aumento de CO$_2$ persistir, trabalhe sistematicamente através da lista de verificação de diagnóstico.

Números de telefone de emergência na última página

PRESSÃO ELEVADA DAS VIAS AÉREAS
Lista de verificação de diagnóstico

Circuito
Troca de bolsa do ventilator
Configuração do ventilador
Circuito obstruído ou dobrado
Chave seletora Ventilação Mecânica-Manual
Mau funcionamento da válvula do circuito
Válvula ajustável limitadora de pressão (*Pop Off*) fechada ou travada
Mau funcionamento da válvula de fluxo livre de oxigênio (*Flush*)

Via aérea
Laringospasmo
Posicionamento do tubo
Tamanho do tubo
Obstrução do tubo

Paciente
Broncospasmo
Auto-PEEP
Patologia traqueal
Tumores do trato respiratório
Corpo estranho
Pneumotórax/Pneumoperitônio
Distensão abdominal
Posição de Trendelenburg
Rigidez da parede torácica
Obesidade
Compressão torácica
Patologia alveolar: *Edema*
　　　　　　　　　　　Fibrose
　　　　　　　　　　　Contusão
　　　　　　　　　　　Infecção
　　　　　　　　　　　SARA

Mais comum
Relaxante muscular inadequado
Posição do dispositivo da via aérea
Laringospasmo
Configuração da bolsa/ventilador

Números de telefone de emergência na última página

PRESSÃO ELEVADA DAS VIAS AÉREAS
Vias de diagnóstico

- Exclua anestesia leve e/ou relaxamento muscular inadequado.

- Ventile manualmente para confirmar a alta pressão, examine a forma de onda da $EtCO_2$ e verifique as vias aéreas quanto a qualquer alteração óbvia.

- Realize uma inspeção sistemática do circuito, da válvula e do ventilador.

- Se houver suspeita de auto-PEEP, oclua o ramo expiratório no final da expiração e verifique se há aumento de pressão ou examine o visor do ventilador quanto a fluxo expiratório persistente quando a próxima respiração começar.

- Se não for resolvido, substitua o circuito por um ressuscitador autoinflável, conectado diretamente ao dispositivo de vias aéreas. Se a pressão permanecer alta, não é o circuito.

- Verifique a posição e a permeabilidade das vias aéreas, aspirando todo o comprimento do tubo e usando um broncoscópio, se disponível.

- Examine o sistema respiratório do paciente e considere pedir ajuda.

- Em caso de dúvida, **substitua o dispositivo da via aérea**. Se estiver ventilando com uma ML, considere substituí-la por um por um tubo endotraqueal.

- Revise a lista de verificação das causas dos pacientes na página oposta. Consulte também as notas explicativas na aba 13.

Sempre considere o momento do evento.
Verifique se há inserção de CVC, administração de medicamento, ajuste do tubo, mudança de posição, pneumoperitônio ou intervenção cirúrgica recente.

Números de telefone de emergência na última página

DOSAGEM DE MEDICAMENTOS

Adenosina	6 mg por injeção EV – Rpt 12 mg × 2
Amiodarona	300 mg EV por 20 min – Siga com 900 mg por 24 horas
Atenolol	1-2 mg EV rpt até 10 mg para arritmias ou hipertensão
Cloreto de cálcio	Para hipocalcemia: 500-1.000 mg EV por 5-10 min. Repita conforme necessário Para hipercalemia, hipermagnesemia: 500-1.000 mg EV por 5-10 min. Repita PRN 1-2 g de *overdose* de bloqueador de cálcio EV por 10-20 min. Repita 20 min PRN
Clevidipina	1-2 mg/h EV intermitente Titule para PA dobrando a cada 90 s, até a toxicidade ou dose máxima de 32 mg/h
Clonidina	150 mcg EV em doses divididas para hipertensão
Digoxina	Carga de 8-12 mcg/kg EV – 50% por 5 min, 25% em 4 e 8 h
Diltiazem	15-20 mg EV por 2 min (0,25 mg/kg) 20-25 mg EV por 15 min (0,35 mg/kg) Manutenção de 5-15 mg/h
Enalapril	1,25 mg EV por 5 min. A cada 6 h (até 5 mg/dose)
Esmolol	Carga de 0,5 mg/kg. Infusão de 0,05-0,3 mg/kg/min ou incrementos de 5-10 mg titulado para PA ou arritmia
Fenoldopam	Inicie a infusão em 0,05-0,1 mcg/kg/min, depois titule em 0,1/kg/min a cada 15 min, até a dose máxima de 1,6 mcg/kg/min ou toxicidade
Flecainida	2 mg/kg EV até 150 mg por 30 minutos. Opinião de especialista para dosagem adicional
Hidralazina	10 mg EV repita 20 min, máx. 20 mg/6 h
Labetalol	Bolus EV de 20 mg e depois 20-80 mg, 10 minutos (máx. 300 mg). 0,5-2 mg/min como infusão
Lidocaína	1-1,5 mg/kg repita 0,5-1 mg 10 minutos até 3 mg/kg. Infusão de 1-4 mg/min
Metoprolol	2-5 mg EV por 1-2 min. Repita até 15 mg/3-6h
Magnésio	1-2 g EV por 5-10 min. Siga com infusão de 0,5-1 g/h prn
Nicardipina	Infusão de 5 mg/h, até 15 mg/h titule para PA
Nitroglicerina (GTN)	50 mg em 50 ml de solução salina, titule para PA. Comece com 3-5 ml/h ou 5 mcg/min até 100 mcg/min
Nitroprussiato	Infusão de 0,25-0,5 mcg/kg/min. Titule até 10 mcg/kg/min ou toxicidade
Propranolol	Bolus de 0,5-1 mg por 1 min. Repita até no máximo 0,1 mg/kg. Infusão de 3 mg/h
Fentolamina	5-10 mg EV a cada 5-15 min para emergências hipertensivas
Procainamida	20-50 mg/min EV até 17 mg/kg. Infusão de manutenção 1-4 mg/min
Sotalol	1,5 mg/kg EV por 5 min. Opinião de especialista para dosagem adicional
Verapamil	2,5-5 mg EV por 2 min, repita com 5-10 mg a cada 15 minutos até o máx. de 30 mg

Números de telefone de emergência na última página

INFUSÕES EV

Adrenalina	3 mg em 50 ml de solução salina = 60 mcg/ml 0,05-0,5 mcg/kg/min (3-35 ml/h) em adultos 0,1-1,0 mcg/kg/min dose pediátrica
Albuterol	5 mg em 50 ml de solução salina (100 mcg/ml) 1-2 mcg/kg/min = 42-84 ml/h (adulto de 70 kg)
Amiodarona	3 ml (150 mg) em 100 ml de dextrose em água a 5% por 10 min 18 ml (900 mg) em 500 ml de dextrose em água a 5% a 60 ml por hora por 6 h, depois a 30 ml por hora por 18 h
Aminofilina	Carregue adulto com 4-5 mg/kg por 30 minutos Em seguida, mantenha com 0,2 a 0,8 mg/kg/h e titule para a concentração sérica
Dobutamina	1.000 mg em 250 ml de solução salina ou dextrose em água a 5% = 5 mg/ml 2,5-20 mcg/kg/minuto. Máximo: 40 mcg/kg/min (34 ml/h) *Volumes de diluição menores, por ex., 250 mg/50 ml, podem ser necessários, dependendo das circunstâncias clínicas*
Esmolol	2,5 g em 250 ml ou 5 g em 500 ml (10 mg/ml) Carregue com 1 mg/kg (5-10 ml em adulto) durante 30 segundos Em seguida, 0,15 a 0,3 mg/kg/min (1,2-2,4 ml/min para paciente de 80 kg)
Glucagon	5 mg em 50 ml de solução salina Bolus de 3-5 mg EV para toxicidade de bloqueador do canal de cálcio ou betabloqueador. Repetir o bolus até 10 mg Em seguida, infusão de 1-5 mg/h (10-50 ml/h)
Insulina	Concentração de 1 unid/ml. Por ex., 100 unidades de insulina solúvel (novorapid) em 100 ml de solução salina. Também 50 unidades em 50 ml de solução salina no condutor da seringa para uso na sala de cirurgia
Magnésio	Diluição de 8 g em 100 ml de solução salina 4 g em 15 min (200 ml/h), depois 1 g a cada hora (12,5 ml/h) *Para eclâmpsia e convulsões*
Metaraminol	10 mg em 50 ml de solução salina, titule para o efeito desejado Também pode aumentar a concentração para 1 mg/ml, por ex., 50 mg em 50 ml de solução salina
Noradrenalina	4mg em 50 ml de solução salina = 80 mcg/ml 0,1 para 2 mcg/kg/min (5-100 ml/h) *O volume infundido pode ser reduzido com 8 ou 16 mg de noradrenalina.*
Nitroglicerina	50 mg em 250 ml (200 mcg/ml) de dextrose em água a 5% ou solução salina 5-20 mcg/min em adultos (3-6 ml/h) titule até obter resposta (dose máxima: 400 mcg/minuto)
Oxitocina	10 a 40 unidades em 1.000 ml de solução salina e titule
Fenilefrina	40 mg em 250 ml de solução salina (160 mcg/ml) 40-60 mcg/min (15-25 ml/h) Dose pediátrica 0,1-0,5 mcg/kg/min
Ácido tranexâmico	15 mg/kg (1 g ou 10 ml em adulto) não diluído em 10 minutos (taxa máxima de 100 mg/min) Depois, 1 mg em 100 ml de solução salina a 12,5 ml/h
Vasopressina	Vise uma concentração de 1 u/ml, por ex., 50 u em 50 mL de solução salina Titule até 0,04 u/min (2 u/h)

Números de telefone de emergência na última página

15 PONTOS DE VERIFICAÇÃO DA MÁQUINA DE ANESTESIA

As etapas de 1 a 15 devem ser executadas no início de cada lista de operação.

1. Verifique se o aparelho está ligado, organizado e posicionado adequadamente para a cirurgia.

2. Verifique a data da manutenção e esteja ciente de quaisquer notificações no aparelho.

3. Para aparelhos eletrônicos modernos, inicie o autoteste.

4. Verifique se os monitores estão ligados com limites, alarmes, tempos de ciclo e linhas de amostragem conectadas – confirme se o analisador de oxigênio, oxímetro de pulso e capnógrafo estão funcionando.

5. Faça o "teste de tração" nas conexões de tubulação.

6. Verifique se o oxigênio está conectado e se há um suprimento de reserva adequado.

7. Verifique se outros suprimentos de gás são adequados e todas as pressões das linhas estão entre 400-500 kpa.

8. Verifique se os medidores de fluxo estão operando sem problemas em toda a faixa de fluxo.

9. Verifique se o dispositivo anti-hipóxia e o *bypass* de O_2 estão funcionando corretamente.

Números de telefone de emergência na última página

15 PONTOS DE VERIFICAÇÃO DA MÁQUINA DE ANESTESIA

Reveja as etapas 10-15 antes de cada caso.

10 Verifique se os vaporizadores estão cheios, encaixados, travados, se a porta de enchimento está vedada, sem vazamentos e, em seguida, desligados.

11 Verifique o circuito respiratório
- configuração
- conexões
- válvulas
- vazamentos
- filtros
- absorvedor de CO_2
- **teste das duas bolsas**

12 Verifique o ventilador
- conexões do tubo
- válvula de alívio de pressão
- alarme de desconexão
- alarme de alta pressão
- ajustes

13 Cheque se o sistema de exaustão de gases está
- conectado
- configurado corretamente
- funcionante

14 Verifique o carrinho das vias aéreas – certifique-se de que todo o equipamento necessário para o plano anestésico (e plano de contingência) está presente e funcionando.

15 Verifique o aspirador, a inclinação da cama e **confirme um meio alternativo de ventilação** (por ex., ressuscitador autoinflável).

Números de telefone de emergência na última página

VERIFICAÇÃO PRÉ-INDUÇÃO

1 Verifique o aparelho de anestesia, os equipamentos e os monitores.

2 Conheça as qualificações e a experiência do assistente.

3 Faça um esboço do plano anestésico, considere o uso de uma lista de verificação pré-intubação, peça *feedback* e incentive uma boa comunicação.

4 Tenha um plano de contingência – consulte colegas se tiver dúvidas.

5 Conheça a localização do dantrolene, do carrinho para vias aéreas difíceis e do carrinho de ressuscitação.

6 Confirme o paciente, procedimento e lado corretos... **Pare antes de bloquear!**

7 Esteja ciente de qualquer alergia a medicamentos.

8 Revise as vias aéreas e o estado de jejum.

9 Verifique o rótulo do medicamento e da seringa... **Pare ▸ Verifique ▸ Injete**

10 Pré-oxigene – verifique se o O_2 está ligado e confirme o traço de $EtCO_2$.

11 Execute uma verificação POAC pós-indução do monitor.

- **P** ressão arterial/frequência cardíaca
- **O** xigenação
- **A** gente anestésico
- **C** arbono (dióxido)/frequência respiratória

12 Na gestão de crises, **peça ajuda cedo**.

NÚMEROS DE CONTATO DE EMERGÊNCIA

Mesa principal da sala de cirurgia

Anestesista de plantão

Equipe de parada

Obstetra

Pediatra

Terapia intensiva para adultos

Terapia intensiva pediátrica

Terapia intensiva neonatal

Serviços de transfusão

Patologia

Serviço de perfusão

Câmara hiperbárica

Laboratório de cateterismo cardíaco

Linha direta HM

Números de telefone de emergência na última página

IMPRESSÃO:

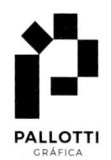

PALLOTTI
GRÁFICA

Santa Maria · RS | Fone: (55) 3220.4500
www.graficapallotti.com.br